L'ANESTHÉSIE LOMBAIRE

PAR

Le Docteur E. CHAMBARD

ANCIEN INTERNE EN CHIRURGIE DES HOPITAUX DE PARIS

PARIS

VIGOT FRÈRES, ÉDITEURS

23, PLACE DE L'ÉCOLE-DE-MÉDECINE, 23

—

1911

L'ANESTHÉSIE LOMBAIRE

L'ANESTHÉSIE LOMBAIRE

PAR

Le Docteur E. CHAMBARD

ANCIEN INTERNE EN CHIRURGIE DES HOPITAUX DE PARIS

PARIS

VIGOT FRÈRES, ÉDITEURS

23, PLACE DE L'ÉCOLE-DE-MÉDECINE, 23

1911

L'ANESTHÉSIE LOMBAIRE

INTRODUCTION

Les progrès de la technique opératoire ont réduit au minimum le danger inhérent aux opérations.

La connaissance exacte de l'anatomie chirurgicale, le soin apporté aux ligatures ont fait disparaître les hémorragies post-opératoires.

L'organisation méthodique et automatique de la stérilisation, l'emploi des gants ont supprimé l'infection à la suite des opérations aseptiques. L'expérience des chirurgiens leur a appris les indications des différents modes de protection du champ opératoire de suture, de péritonisation, de drainage. Et pourtant toute opération comporte encore un danger, plusieurs sont très graves, quelques-unes chargées d'une mortalité effrayante.

Or toute opération de quelque importance nécessite une anesthésie qui ne s'obtient que par une intoxication profonde et quelquefois prolongée, qui porte autant sur le cœur, le sang, le foie, les reins, que sur le système nerveux.

Aussi depuis longtemps les chirurgiens se sont demandés si l'anesthésie n'était pas la vraie cause déterminante d'un grand nombre de morts, que l'âge du malade, ses tares antérieures, le shock, et une hypothétique septicémie n'expliquent pas suffisamment.

Les recherches expérimentales ont créé l'anatomie et la physiologie pathologique de l'anesthésie.

Les cas d'accidents post-anesthésiques ont été publiés de plus en plus nombreux, les uns peu démonstratifs, d'autres ayant la valeur d'expériences de laboratoire.

Enfin la pratique de l'anesthésie locale appliquée à des opérations courtes sur des sujets profondément débiles, comme la gastrostomie, l'anus iliaque d'urgence, la hernie étranglée, a montré par l'excellence de ses résultats que dans bien des cas l'opération n'est rien, et que l'anesthésie est tout.

CHLOROFORME. — PHYSIOLOGIE

Fixation.— Le chloroforme inhalé passe dans la circulation, se fixe sur les globules rouges, se dissout dans le plasma, puis va se fixer sur les différents organes. L'affinité de ceux-ci pour le chloroforme est proportionnelle à leur richesse en matières grasses et en lipoïdes (lécithine, cholestérine), ce qui expliquerait son action rapide et dominante sur le système nerveux.

Élimination.— Très vite après la fin de l'inhalation le chloroforme disparaît presque du sang. Mais il en reste dans les différents organes et il va s'éliminer lentement.

L'élimination se fait surtout par les poumons d'où l'odeur chloroformique de l'haleine, et par les différentes glandes, foie reins, glandes de l'estomac et de l'intes

tin, glande mammaire et même cellules des plexus choroïdes, d'où la présence de chloroforme dans le liquide
céphalo-rachidien.

La fixation même passagère d'un toxique aussi actif
que le chloroforme sur les cellules de la vie végéta-
tive amène un trouble profond de la nutrition. Nous
pouvons en apprécier la nature et l'étendue en étudiant
l'urine des chloroformisés.

D'après le travail très documenté de Hirsch, la fréquence de *l'albuminurie* et de la cylindrurie après
la chloroformisation est grande, bien que difficile à apprécier. Les chiffres donnés par les auteurs sont très
dissemblables, ce qui tient à la diversité des procédés
de recherche.

Hégar et Kaltenbach.	100 %
Luther	
Ajello.	80 %
Terrier	
Lutz	66 %
Friedlander.	
Rindskopf	60 %
Eisendrath	32 %
Ledoux	25 %
Dalimier.	13 %
Nachod	7 %
Grube.	4 %

Cette albuminurie avec ou sans cylindres est légère
et fugace, mais traduit toujours une atteinte de la cellule
du tube contourné, si fragile.

La question de la *glycosurie* a été très discutée.

L'urine contient une substance qui réduit la liqueur de
Fehling, mais l'examen au polarimètre ne montre aucune
déviation. On tend à admettre que l'urine contient pas

de sucre, peu de chloroforme et un dérivé de celui-ci qui réduit la liqueur cupro-potassique.

La bilirubine est fréquente dans l'urine des chloroformisés et sa présence, produit la cholémie constante chez les opérés, même sans ictère cutané appréciable (Chevrier, Bénard, Sorel).

L'urobiline est constante, le mécanisme de sa production étant toujours discuté, puisqu'on ne sait pas bien si elle est un pigment du foie malade, ou si elle résulte de la réduction dans le rein de la bilirubine du sang.

L'élimination des chlorures est augmentée parce que le chloroforme s'élimine en partie sous cette forme.

Le soufre, le phosphore et l'azote sont éliminés en excès, ce qui est dû à une terrible « démolition de la molécule albuminoïde ».

Il peut y avoir une diminution des produits de désassimilation complète (sulfo-conjugués et urée). Le plus souvent l'urée est en excès dans l'urine, mais elle est encore moins augmentée que les produits de désassimilation incomplète ou viciée, acide urique, créatinine. Les corps de cette série étant dus à la désassimilation des nucléines, on pense qu'il y a une grande destruction des noyaux cellulaires. Gross et Sencert croient que ce sont ceux des leucocytes dont le nombre est augmenté après toute opération. Tous les déchets d'une nutrition viciée doivent s'éliminer, d'où une nouvelle cause d'altération des cellules hépatiques et rénales qui s'ajoute à l'action directe du chloroforme sur ces cellules.

Cette action toxique directe a été démontrée par l'expérimentation et par quelques autopsies. Le chloroforme se comporte comme un poison violent, comparable au phosphore, ou à la toluilène-diamine. Il détermine une néphrite épithéliale aiguë, des altérations de la fibre cardiaque, et surtout des lésions du foie, surcharge ou dégénérescence graisseuse, ou nécrose, qui peuvent aboutir à la complète suppression de l'organe.

Ces brèves notions de physiologie vont nous permettre de passer en revue la série des inconvénients et des dangers de la chloroformisation.

La mort survenant au cours de l'anesthésie est le plus connu et le plus redouté des accidents de la chloroformisation, car son rapport immédiat avec l'anesthésie ne peut faire de doute ni pour le chirurgien, ni pour l'entourage du malade.

Sa fréquence est diversement appréciée, car beaucoup de cas ne sont pas publiés,

Mickulicz	1 cas sur 1.683
Bartholomæus Hospital . .	1 — 1.236
Caro	1 — 896

Si un anesthésiste attentif et expérimenté peut réduire au minimum la fréquence et la gravité de la syncope bleue, il est désarmé contre la syncope blanche. Si doux prudent et progressif que soit le début de la chloroformisation, le malade peut toujours mourir subitement sous les yeux du chirurgien impuissant. Ces cas sont rares, mais non exceptionnels, et les recherches récentes sur l'hypertrophie où la persistance du thymus en ont fait publier beaucoup.

A côté de la mort il y a les alertes dont on ne parle pas assez. L'alerte n'est pas seulement un danger d'asphyxie, c'est un danger d'infection; un retard dans l'opération, un trouble pour l'anesthésiste et l'opérateur.

Si tout cela est vrai quand il s'agit d'un anesthésiste expérimenté, combien c'est plus vrai dans la chirurgie d'urgence, surtout à la campagne où le chirurgien doit confier l'anesthésie à quelqu'un qui n'a pas l'entraînement de tous les jours nécessaire pour se maintenir au juste milieu entre l'asphyxie et le demi-réveil.

Après l'anesthésie, le réveil. Les vomissements chloroformiques ont préoccupé beaucoup de chirurgiens qui ont proposé beaucoup de moyens pour les empêcher. Tous ces moyens sont infidèles et les malades vomissent. Comme ils éliminent du chloroforme par la muqueuse gastrique, ce serait un bien, si des vomissements répétés pendant douze, vingt-quatre ou quarante-huit heures, n'étaient pas une cause de grande fatigue nerveuse, d'agitation, d'insomnie. Ce qui rend les deux ou trois jours qui suivent une opération si pénibles, c'est l'intoxication chloroformique et les vomissements. Le hoquet peut aussi fatiguer beaucoup le malade, mais il est rare.

Les complications pulmonaires sont assez fréquentes. Laissant de côté celles qui sont dues à une infection partie de la plaie, nous ne signalerons ici que celles qui sont dues à l'irritation bronchique par le chloroforme lors de l'inhalation ou de l'élimination, et celles dues à une infection par l'inhalation de matières vomies.

La pathogénie des délires et psychoses post-opératoires est complexe, mais on peut penser qu'à côté du choc moral chez un sujet prédisposé, il y a l'intoxication chloroformique et que son action sur les glandes de l'organisme peut jouer un rôle.

On s'est beaucoup occupé ces derniers temps de la défense organique contre l'infection post-opératoire. L'existence de cette défense et par suite sa nécessité sont rendues manifestes par ce fait que des opérations qui se sont faites en tissus récemment ou anciennement infectés, hernie étranglée, appendicite, salpingite, sont suivies de légers phénomènes réactionnels, du côté du sang et du péritoine. Les conditions de cette défense ont été un peu précisées par les travaux modernes sur le mécanisme de l'immunité, surtout en ce qui concerne la leucocytose sanguine et le pouvoir opsonique du sérum. Alors on a cherché à augmenter cette résistance et les moyens proposés sont étudiés dans le rapport de M. Tuffier au Congrès de Chirurgie en 1910.

Or une série de travaux, et en particulier ceux de M. Achard, démontrent que l'anesthésie chloroformique est suivie d'une diminution considérable, puis d'une suppression momentanée de l'activité défensive des leucocytes. Il est regrettable que le chirurgien se prive ainsi de ses plus précieux auxiliaires et peut-être qu'un certain nombre de morts consécutives à des opérations septiques n'ont pas d'autres causes.

Nous arrivons maintenant aux accidents qui traduisent l'action du chloroforme sur le foie dont nous avons vu l'importance en étudiant la physiologie de la chloroformisation.

L'ictère bénin est plus fréquent que ne disent les auteurs. On n'en publie que les observations très frappantes. Mais quand on examine à ce point de vue beaucoup d'opérés, on est frappé de la fréquence d'un ictère conjonctival léger mais net.

L'étiologie en est assez obscure : il semble plus fréquent chez les sujets déjà âgés, obèses, alcooliques, toutes conditions qui impliquent une moindre résistance du foie. La durée de l'anesthésie et la quantité de chloroforme employée n'ont pas d'influence bien certaine.

Le seul symptôme objectif est une teinte ictérique légère des conjonctives et de la peau. L'urine contient des pigments biliaires, de l'urobiline, de l'indican. Cet ictère est fugace, il augmente pendant deux ou trois jours, puis disparaît sans laisser de traces ni de séquelles, car la chloroformisation unique à laquelle est soumis un homme, et l'atteinte passagère du foie qu'elle détermine, ne peuvent pas provoquer les lésions de cirrhose qu'a obtenues Fiessinger en répétant sur ses animaux l'intoxication chloroformique. La plupart des auteurs attribuent cet ictère à une atteinte directe de la cellule hépatique par le chloroforme, et cette pathogénie doit être vraie dans la plupart des cas.

Mais le chloroforme peut provoquer une hémolyse intense, non en diminuant la résistance globulaire, mais en conférant des propriétés hémolytiques au plasma sanguin.

Dans un cas de Quénu et Kuss, le nombre des hématies est tombé après l'anesthésie à 2.800.000, puis s'est élevé à 5.500.000 avec hématies granuleuses, indice de réparation globulaire. Donc à côté des ictères hépatogènes, il y a des ictères hémolytiques, et peut-être des ictères mixtes.

Les effets tardifs du chloroforme consistent en un syndrome d'ictère grave.

Les premières observations ont été publiées en 1850 par Casper, puis parurent de nombreux travaux expérimentaux et anatomo-cliniques. Les premiers cas français furent publiés en 1906 dans la thèse d'Auburtin, qui contient un historique soigné de la question. Puis parurent les recherches physiologiques de Nicloux et anatomo-pathologiques d'Aubertin.

On trouve dans la littérature étrangère de ces dernières années beaucoup d'observations mais de valeur inégale, et en somme celles qu'une bonne étude anatomo-clinique rend démonstratives sont encore rares.

Dernièrement M. Quénu a publié un cas très démonstratif d'intoxication mortelle chez un sujet qui ne paraissait pas prédisposé. Depuis il est revenu sur le danger du chloroforme chez les hépatiques, surtout ictériques et cancéreux. Plusieurs chirurgiens ont cité à la Société de Chirurgie des cas de mort tardive par le chloroforme (Chaput, Reynier, Sieur, Potherat).

Si on cherchait ces cas, si on étudiait l'urologie de tous les malades qui meurent cinq à six jours après une opération longue, si on étudiait histologiquement leur foie et leurs reins, on verrait probablement que l'intoxication chloroformique est le principal élément du shock opératoire. Il nous a suffi de faire quelques autopsies de sujets morts après des opérations longues et pénibles pour en réunir trois observations suffisamment démonstratives.

Au point de vue *étiologique* il faut classer ces faits en 3 groupes :

1° Les cas où le sujet était exempt de toute tare pouvant créer une prédisposition.

2° Les cas où le sujet avait des causes de moindre résistance :

Age avancé ;

Infection aiguë ou occlusion intestinale ;

Suppuration ancienne, infection urinaire ;

Cancer ;

Alcoolisme.

3° Les cas où le sujet avait le foie malade :

Hépatiques latents ;

Cirrhotiques ;

Ictériques par rétention, avec ou sans cancer. Notons ici l'extrême gravité des opérations les plus simples chez les ictériques cancéreux (Quénu).

Appendiculaires : la fréquence relative des accidents hépatiques après les opérations à chaud a fait dire à Aubertin : « Bien des foies appendiculaires sont plutôt « des foies chloroformiques. »

Les symptômes sont aujourd'hui bien connus et réalisent un tableau d'ictère grave suraigu, toujours semblable à lui-même. L'observation de M. Quénu en est un type parfait. Nous avons observé un cas semblable chez un ictérique.

Pendant deux ou trois jours le malade n'a pas de température, il urine bien, il n'inspire aucune inquiétude.

Puis l'ictère apparaît, léger, en même temps que la quantité des urines diminue.

Alors qu'elles devraient s'éclaircir, elles se foncent, on y trouve des pigments biliaires, de l'urobiline, de l'acétone, de la leucine, de la thyrosine (Quénu)

La température s'élève, le malade s'agite, est inquiet. Puis il délire, se lève, veut s'en aller. Enfin ses traits s'altèrent, sa figure se creuse ; il tombe dans un état typhoïde avec subdélire, carphologie, tremblement, sueurs froides et visqueuses, et il meurt cinq, six, sept jours après l'opération.

Le diagnostic serait facile si les chirurgiens étaient plus convaincus de la fréquence de ces accidents et s'ils n'avaient pas (du moins en France) une aussi grande tendance à les attribuer à une septicémie post-opératoire foudroyante, septicémie pure, sans aucune localisation qui doit être bien exceptionnelle si même elle existe.

Or il y a des cas : 1° Où l'infection est impossible ; 2° Où l'infection n'est sûrement pas cause des accidents ; 3° Où l'infection existe, cas non démonstratifs sur lesquels il ne faut pas s'appuyer et qui doivent être éliminés des statistiques.

L'anatomie pathologique chez l'homme et chez les animaux d'expérience montre les mêmes lésions :

Le foie gras où la surcharge et la dégénérescence graisseuse se mélangent de façons variables ;

Le foie de nécine aiguë des cellules qui est petit quand il était sain, anatrophié auparavant; qui est gros quand il était déjà le siège d'une cirrhose hypertrophique ;

Le foie muscade chloroformique d'Aubertin caractérisé par de la stéatose péri-portale et de la nécrose cellulaire au centre du lobule.

Chez d'autres malades c'est un syndrome d'urémie qu'on verra évoluer après la chloroformisation. Un sujet aux reins malades, scléreux, lithiasiques ou infectés a bien supporté une opération. Il a bien uriné pendant trois ou quatre jours, sa température ne s'est pas élevée. Puis la quantité d'urine émise diminue brusquement, l'urémie s'installe et emporte le malade en quelques jours. A l'autopsie on trouve de grosses lésions nécrotiques des cellules du tube contourné qui ne sont ni des lésions cadavériques, ni dues à la maladie préexistante du rein. Hirsch conclut que les lésions rencontrées sont par ordre descendant de fréquence.

Nécrose des cellules du tube contourné ;

Dégénérescence graisseuse des cellules ;

Altérations du glomérule (rares) ;

Néphrite diffuse (rare).

Les altérations vasculaires sont constantes et consistent en hyperhémie, hémorragies capillaires, thrombose des petits vaisseaux. De très nombreux travaux expérimentaux confirment ce fait (Nothnagel, Strassmann, Fulter, Selbach, Auburtin, Aubertin, Castaigne et Rathery, Fiessinger, Saison Lippmann, Muller, etc. Le fait que ces accidents se produisent souvent chez des individus au foie et au rein tarés, ne constitue pas une objection contre leur origine chloroformique.

Celle-ci n'est pas pure comme dans les rares observations d'ictère grave primitif, ou dans les expériences de laboratoire, mais il n'en est pas moins vrai que le chloroforme a été la cause déterminante qui s'ajoute à la cause prédisposante, et qu'il a achevé un foie, déjà malade, sans doute, mais qui pouvait vivre longtemps ; que l'ictère grave soit primitif ou secondaire, il n'en est pas moins de l'ictère grave. C'est pourquoi nous avons eu soin de bien grouper les faits et de distinguer ceux où le sujet était sain de ceux où il était prédisposé. La chirurgie ne choisit pas ses sujets comme la physiologie, elle opère plus souvent sur des intoxiqués et des infectés que sur des gens sains ; et c'est ce qui fait l'importance primordiale du problème de l'anesthésie.

Ether.

Les avantages de l'éther sur le chloroforme sont nombreux : c'est l'absence de syncope initiale, l'extrême rareté de la syncope bleue l'action stimulante sur le cœur et la respiration qui en fait l'anesthésique de choix de la chirurgie d'urgence où il permet d'opérer des malades que le chloroforme risquerait d'achever sur la table d'opération ; enfin sa facilité d'administration soit avec un simple masque imperméable, soit avec l'excellent appareil d'Ombredanne. Mais il présente aussi bien des inconvénients : le réveil des sujets nerveux est souvent agité, bruyant. Les vomissements, moins prolongés qu'avec le chloroforme, peuvent être très violents. Les accidents hépatiques sont exceptionnels, chez l'homme, bien que Saison dans sa thèse expérimentale le déclare aussi nocif pour le foie que le chloroforme.

L'action sur le rein a été très discutée ; depuis longtemps des chirurgiens, surtout américains, ont remarqué une action fâcheuse et décrit une néphrite par éther : æthernephritis.

Carpenter (1886) signale un cas de mort par néphrite qu'il attribue à l'éther.

Emmet (1887) Gerster insistent sur l'aggravation des lésions préexistantes du rein par l'éthérisation. Cependant beaucoup de chirurgiens sont d'un avis opposé, et pensent qu'il n'y a d'albumine dans l'urine qu'après 1 °/₀ des éthérisations. D'autres enfin ont une opinion intermédiaire.

	Chlorof.	Ether
Sackrisson . . .	40 °/₀ . .	16 à 20
Eisendratht . . .	32 °/₀ . .	25
Babacci et Bebi . .	29 °/₀ . .	18 °/₀
Vanderbuch . . .	11 . . .	6 (1)

Les documents humains sur les altérations du rein après éthérisation sont peu nombreux ; cependant on a vu la dégénérescence graisseuse de l'épithélium sécrétant (Roberts Eustache) et des thromboses des petits vaisseaux (Mulzer, 1907).

Les travaux expérimentaux que nous avons déjà cités sur le chloroforme ont aussi porté sur l'éther, et ont montré que celui-ci produit les mêmes lésions que celui-là, mais moins accentuées.

Le gros reproche que l'on fait à l'éther est de produire des accidents bronchiques et pulmonaires.

La bronchite est rare, la broncho-pneumonie l'est moins, la pneumonie est la forme la plus fréquente.

La fréquence de ces accidents varie beaucoup suivant les statistiques. La mortalité est faible mais n'est pas nulle.

En outre l'éther provoque des poussées congestives sur les poumons prédisposés, et on a signalé des poussées évolutives de tuberculose à la suite d'éthérisation.

L'anesthésie par l'éther est donc contre-indiquée chez tous les malades qui ont des bronches et des poumons en mauvais état, et comme ce sont souvent des malades âgés, artério scléreux, au cœur et au rein médiocres ou

1. Hirsch.

mauvais, la contre-indication existe aussi pour le chloroforme.

Le chlorure d'éthyle, excellent pour les anesthésies
courtes, n'est pas pratique pour les anesthésies longues.

Sans doute on peut prolonger le sommeil pendant
trente à quarante minutes (Bourreau, Malherbe) mais à
cause de la volatilité de l'anesthésique, il est très difficile de se maintenir entre le réveil et l'asphyxie, on
ne peut pas compter sur une anesthésie calme et régulière pour une opération abdominale.

On a cherché à combiner l'action des anesthésiques de
façon à ce que leurs inconvénients se neutralisent entre
eux, d'où l'emploi alternatif du chloroforme et de l'éther
au cours d'une même opération, et la méthode des mélanges.

Mélange de Geppert . . .	Chloroforme	2 parties
	Ether	1 —
Mélange de Billroth. . . .	Chloroforme	2 —
	Ether	1 —
	Alcool	1 —
Mélange de Schleich. . . .	Ether	60 gr.
	Chloroforme	20 —
	Chlorure d'éthyle	10 —

D'un autre côté on a cherché à diminuer la quantité
d'anesthésique à absorber, en faisant avant la narcose
une injection sous-cutanée de :

Morphine ;
Morphine-atropine ;
Scopolamine-morphine.

Pour éviter le contact de l'anesthésique avec la muqueuse respiratoire et dans certains cas pour que l'a-
nesthésiste ne gène pas l'opérateur, on a proposé la

narcose par voie rectale ou intra-veineuse, au moyen d'éther ou d'hédonal, etc. Tous ces procédés sont encore à l'étude, et s'ils ne sont pas appelés à un brillant avenir, ils montrent par la recherche obstinée dont ils sont la preuve que le problème de l'anesthésie inoffensive est loin d'être résolu.

L'anesthésie locale a beaucoup profité de cette recherche du moindre danger en anesthésie. A l'ancienne cocaïne à 1 °/₀ on a substitué la cocaïne à 1/200, la stovaïne, la novocaïne et d'autres anesthésiques locaux dont on a soigneusement étudié le pouvoir analgésiant et toxique. Avec la novocaïne à 1/200 ou 1/400 additionnée d'adrénaline, on obtient des anesthésies étendues, diffuses, durables ; on peut ainsi faire des opérations qui ne paraissaient possibles qu'avec l'anesthésie générale et quand celle-ci est contre-indiquée, ces nouveaux procédés purent rendre les plus grands services. Mais l'anesthésie locale présente des inconvénients sur lesquels il est inutile d'insister :

La nécessité de s'occuper sans cesse de l'anesthésie, de répéter les injections, de n'avancer qu'en terrain insensibilisé, de persuader au malade gémissant ou criant qu'il ne sent rien, est incompatible avec une bonne chirurgie propre et rapide.

Survienne une difficulté ou une complication, le chirurgien est à moitié paralysé, il ne peut ni décoller, ni déchirer, ni anesthésier certains organes, ni empêcher le malade de se contracter, ni l'empêcher de demander à chaque instant si c'est bientôt fini. Toutes ces raisons et d'autres encore font que l'anesthésie locale est réservée par la plupart des chirurgiens aux opérations très simples, et aux cas où la narcose est contre-indiquée.

Anesthésie lombaire.

Or entre les anesthésies générale et locale, il y a l'anesthésie rachidienne. J'en ai appris l'usage près de M. Chaput. Je l'ai vu pendant un an l'employer couramment. Dans son service et depuis, j'en ai fait moi-même environ 140. Ce n'est pas assez pour connaître à fond la méthode, c'est assez pour pouvoir l'étudier avec fruit.

Personne ne nie les commodités et les avantages qu'elle présente : d'abord et avant tout elle permet de se passer d'un chloroformisateur, ce qui dans la chirurgie d'urgence, surtout à la campagne, est d'une extrême importance, ensuite elle évite au malade les dangers immédiats et consécutifs de la narcose. En un mot c'est une méthode simple, commode, agréable pour le chirurgien, qui fait tout seul son injection et se met à opérer sans être obligé de se procurer un chloroformisateur souvent inexpérimenté et de s'inquiéter à chaque instant de savoir si son malade respire.

Mais aussitôt une question se pose : quels sont les inconvénients et les dangers de l'anesthésie lombaire ? Est-elle aussi inoffensive que le soutiennent ses partisans, aussi dangereuse que le disent ses adversaires ? S'il y a des dangers, quels sont-ils, peut-on les éviter, ou les diminuer, comment ?

Quels sont les indications précises, les contre-indications précises, le meilleur anesthésique, la meilleure technique ?

Et toutes ces conditions étant réalisées, l'emploi de cette méthode est-il justifié, ou bien fait-elle courir au malade des dangers immédiats ou tardifs, suffisants pour qu'on doive y renoncer ?

En général, les médecins et même les chirurgiens français connaissent très mal l'anesthésie lombaire. Ils parlent de ses dangers avec beaucoup de conviction et fort peu de précision.

La littérature médicale française de ces dernières années ne contient pas un seul travail d'ensemble, envisageant la question sous toutes ses faces, impartialement et en utilisant les innombrables documents des littératures étrangères.

Pendant que les chirurgiens français se désintéressaient d'une méthode condamnée, les Allemands en entreprenaient une étude approfondie, méthodique, à laquelle chacun apportait sa contribution. Les statistiques imposantes s'accumulaient, où les insuccès, incidents ou accidents, étaient soigneusement notés, discutés, sans autre souci que de mettre la question au point. Chose remarquable, tous ces travaux sont assez concordants ; on put en dégager une notion nette de ce qu'est à l'heure actuelle la rachianesthésie.

C'est le résultat de mes lectures que je consigne dans cette thèse. Celle-ci n'est pas un plaidoyer en faveur de l'anesthésie lombaire, c'est un essai de mise au point.

Je ne joins pas ma statistique personnelle à toutes celles que je cite parce que n'ayant pas été établie pour être publiée, elle n'a pas la précision nécessaire pour cela.

Au point de vue du pourcentage des insuccès et des incidents, il est inutile de joindre 140 cas aux 30.000 ou 40.000 déjà publiés. Mais chemin faisant, j'en tirerai des observations caractéristiques dont l'étude complètera utilement celle des statistiques.

La bibliographie de l'anesthésie lombaire est énorme. Les travaux des trois dernières années sont faciles à trouver dans les tables du *Journal de chirurgie.* Les travaux plus anciens sont cités dans les Thèses de Ducret, Lyon, 1909-1910 ; Rockstroh, Marbourg, 1907-1908, et dans les articles de Strauss. *Deut. zeit. f. chir.*, t. 89 ; Michelson *Archiv. fur Klin. chir.*, 1910.

CHAPITRE PREMIER

Physiologie

Le liquide céphalo-rachidien a été découvert par Cotugno en 1764, et réétudié par Magendie en 1825. Son étude chimique et physiologique a été complétée par beaucoup de travaux, jusqu'à ce que la ponction lombaire (Quincke, 1891) lui ait donné une importance clinique de premier ordre.

C'est un liquide clair comme de l'eau de roche, contenu dans l'espace sous-arachnoïdien, les ventricules et l'épendyme. Il baigne tout le système nerveux central qu'il soutient et protège.

Densité : 1003 à 1004 (Achard et Lœper).

Volume : 50 à 150 centimètres cubes (Gerstenberg, Key et Retzius, Propping), donc très variable, ce qui est très important pour l'action des substances qu'on y injecte.

Pression : essentiellement variable suivant les individus et les moments, suivant l'état de la circulation cérébrale. En un point déterminé de la colonne liquide, la pression varie avec la position du corps.

La pression pratique est prise par ponction lombaire, en position assise, l'aiguille étant reliée à un tube de verre, qui sert de manomètre.

Pression : 50 à 150 millimètres d'eau (Quincke).

Composition :
Eau	987
Albumine	1,10
Graisses	0,09
Cholestérine	0,21
Chlorures	6,14
Phosphates	0,10
Sulfates	0,20
Glycose	

Origine. — Le liquide céphalo-rachidien est le produit de sécrétion des cellules épithéliales des plexus choroïdes et de l'épendyme (Faivre, Claisse et Levy Pettit). Cette origine glandulaire explique l'imperméabilité méningée de dehors en dedans.

Écoulement. — Le liquide céphalo-rachidien, constamment sécrété, s'en va de même par les gaines arachnoïdiennes des nerfs, les gaines lymphatiques périvasculaires et peut-être les granulations de Pacchioni (Schwalbe, Key et Retzius).

Une injection d'encre de chine dans le canal montre la réalité de ce mouvement. Les granulations noires vont s'accumuler autour des racines nerveuses, et des nerfs craniens près de leurs orifices de sortie. Ainsi s'éliminent toutes les substances solubles injectées dans le liquide, c'est la perméabilité méningée de dedans en dehors.

La rapidité de production et d'élimination du liquide à l'état normal est mal connue. Les faits d'écoulement de litres de liquide par vingt-quatre heures dans les fractures du crâne ne prouvent pas qu'il s'en produit autant chaque jour, car en cas de fracture c'est l'abaissement de la pression du liquide qui cause l'hypersécrétion.

Mouvement. — En dehors de ce courant le liquide céphalo-rachidien présente des mouvements : pulsation, flux et reflux systoliques qu'on constate en mettant dans le liquide une palette d'hémodromomètre, et transport en masse. Quand le cerveau est congestionné comme dans l'effort, il augmente de volume, chasse le liquide qui l'entoure et celui-ci va s'accumuler dans le lac lombaire distendant le sac dural de cette région. Au cours de la ponction lombaire on voit la force du jet redoubler si on fait tousser ou pousser le malade.

Les changements de position du corps influent aussi sur la répartition du liquide céphalo-rachidien dans sa gaine.

La position horizontale, et surtout inversée, détermine un transport de liquide sur le bulbe et le cerveau. Nous y reviendrons plusieurs fois.

Thérapeutique intra-rachidienne. — L'idée d'utiliser la voie rachidienne pour injecter des agents thérapeutiques a suivi de près la découverte de la ponction lombaire.

Sicard en 1898 communique les premières injections de sérum antitétanique et de sérum salé.

Jaboulay injecte du sérum antitétanique.

Gasne et Sicard avec de très faibles doses de bromure de potassium obtiennent une sédation passagère dans trois cas d'épilepsie.

Jacob, Jaboulay injectent de l'iodure de potassium.

Depuis on a injecté bien souvent du sérum antitétanique, du sulfate de magnésie, du collargol, et surtout du sérum antiméningococcique.

Le succès de cette dernière médication montre l'activité de la thérapeutique sous-arachnoïdienne et ses accidents de méningite aseptique (Sicard et Salin) montrent la sensibilité des méninges à l'égard des substances étrangères. L'expérimentation donne les mêmes résultats, comme le montre le tableau suivant (Sicard).

Dose mortelle de morphine par kilogramme d'animal :

Injection sous-cutanée	0,03 à 0,04
— intra-veineuse	0,02 à 0,03
— intra-arachnoïdienne	0,003 à 0,006.

La physiologie de la rachianesthésie a été très étudiée ces dernières années, sur le cadavre (König et Gauss), sur l'animal (Klose et Vogt), chez l'homme vivant au cours des anesthésies normales ou troublées par des accidents plus ou moins graves.

Mais le cadavre n'a ni circulation, ni respiration et n'est guère plus utile qu'un tube à essai ; l'animal, chien ou lapin, n'a que fort peu de liquide céphalo-rachidien, (2 cc.), n'a pas la sensibilité nerveuse de l'homme ou la station debout avec les conditions de circulation cérébrale qu'elle entraîne. D'autre part, l'observation simple du malade ne suffit pas à résoudre tous les problèmes qui se posent. Aussi la physiologie de la rachianesthésie est-elle encore pleine d'incertitudes, d'hypothèses sans fondement suffisant. Elle explique tant bien que mal les faits que présente la pratique chirurgicale, mais elle ne la guide pas. L'anesthésie lombaire est une méthode encore exclusivement empirique.

La physiologie de l'anesthésie rachidienne comporte trois grandes questions :

1° Comment l'anesthésique agit-il sur les éléments nerveux ?

2° Jusqu'à quelle hauteur porte-t-il son action et par quel mécanisme ?

3° Comment et en combien de temps s'élimine-t-il ?

1° L'action sur les racines rachidiennes èst la principale. L'anesthésie lombaire est une anesthésie régionale par injection péri-nerveuse, autour de plusieurs nerfs radiculaires. L'action sur les racines obéit aux lois souvent rappelées de F. Franck :

L'action est proportionnelle à la concentration de la solution. Elle est en raison inverse du volume du nerf. Elle est temporaire et disparaît complètement quand l'anesthésique est résorbé.

Il en est de même pour la moelle. Théoriquement elle reste indemne à la suite d'une rachianesthésie. En fait, elle subit quelquefois des altérations légères, disséminées, réparables, que nous retrouverons aussi.

Les phénomènes bulbaires qu'on peut observer au cours de l'anesthésie lombaire, forment un syndrome toujours semblable à lui-même et qui consiste en :

Ralentissement du pouls ;

Ralentissement et superficialité de la respiration ;

Pâleur de la face ;

Vertige ;

Nausée et vomissements.

On peut éliminer l'hypothèse d'une intoxication par voie sanguine après résorption. La résorption est trop tardive, la dose de toxique résorbée est trop minime pour causer ces troubles. Il est évident qu'il s'agit d'une action directe du toxique sur les racines cervicales et bulbaires: phrénique, pneumogastrique et sur le bulbe lui-même.

Quant au détail physiologique de cette action, il est parfaitement inconnu. Enfin l'anesthésique agit sur l'écorce cérébrale : on est quelquefois étonné du silence et de la demi-torpeur de certains opérés.

Violet et Fisher signalent qu'avec 7 à 10 centigrammes de stovaïne et une légère déclivité de la tète, ils ont vu plusieurs fois survenir une véritable perte de conscience ou un sommeil avec ronflement.

Dans les accidents de collapsus où les symptômes d'intoxication élevée sont portés au maximum, la perte de connaissance est constante et précoce. Elle disparaît en même temps que les troubles cardiaques et respiratoires.

Depuis qu'on fait des anesthésies lombaires, on a vu que l'extension de l'action toxique vers le bulbe était le grand danger qu'il fallait prévenir.

Les conditions qui régissent l'extension et la progression du médicament, le long du système nerveux central, se réduisent à quatre :

Densité
Diffusion } de l'anesthésique.

Courant
Transport en masse } du liquide céphalo-rachidien.

Densité. — Prenons comme unité le liquide céphalique à 38° : 1000.

Stovaïne Billon à 10 % : 0,998.

Tropococaïne à 5 % : 1005.

Novocaïne à 5 % : 1001.

Si le sac dural du sujet était une éprouvette immo-

bile contenant un liquide immobile, on pourrait y dé-
poser doucement une petite quantité d'une solution
étrangère qui monterait ou descendrait suivant son
poids. Mais aucune de ces conditions n'est réalisée.
Grâce au mélange effectué dans la seringue, on injecte
dans le sac dural une solution étendue d'anesthésique
dans du liquide céphalo-rachidien.

b) *Diffusion*. — La substance dissoute qu'on a in-
troduite dans le liquide céphalo-rachidien tend à se ré-
pandre dans toute sa masse, d'autant plus vite qu'on l'a
injectée à une concentration plus forte. Avec les substances qu'on emploie d'habitude pour obtenir l'anesthésie, la diffusion est rapide, et l'anesthésique ne tarde
pas à remonter vers les régions supérieures du canal
vertébral.

c) *Courant du liquide*. — Ce courant existe, mais
nous n'en connaissons pas les détails. — Nous ne savons pas s'il est seulement descendant, ou si en certains points il est ascendant, quelle est sa rapidité,
quelles sont les causes qui le font varier.

d) *Transport en masse*. — L'anesthésique se déplace
dans le liquide céphalo-rachidien, mais surtout il est
déplacé par le mouvement de celui-ci.

König et Gauss après des expériences cadavériques
paraissent admettre que le sac dural est un réservoir in-
complètement rempli dans lequel on peut déplacer à
volonté le liquide en basculant plus ou moins le sujet.

Mais chez le vivant, l'espace sous-arachnoïdien et les
ventricules sont exactement remplis, et quand on bascule un récipient complètement plein, on ne déplace
pas le liquide qui est dedans.

Mais d'autre part le récipient qui chez le vivant contient le liquide céphalo-rachidien, n'est pas rigide, le cerveau, la moelle, les plexus veineux qui entourent le sac dural sont extensibles et compressibles. Tout cela explique que l'hydraulique céphalo-rachidienne ne nous soit pas d'un grand secours, quand il s'agit de régler l'extension de l'anesthésique, ou de déterminer les avantages et les inconvénients de la position de Trendelenburg.

Hauteur de l'anesthésie. — Il est impossible de la prévoir et de la régler avec une réelle précision. Cependant la pratique a montré l'importance de certains facteurs qui sont :

Hauteur de l'injection ;

Dose injectée ;

Quantité de liquide céphalo-rachidien aspirée et réinjectée ;

Position inverse du corps après l'injection.

Elimination. — Ce point a été étudié avec beaucoup de soin chez l'animal par Klose et Vogt qui ont examiné les trois substances couramment employées : tropococaïne, novocaïne, stovaïne.

Avec la tropococaïne, après trois heures, l'élimination n'a pas commencé ;

Après six heures, la tropococaïne apparaît dans le sang ;

Après neuf heures, il en reste des traces dans le liquide, quantité maxima dans le sang ;

Après douze heures, il n'en reste plus dans le liquide, l en reste des traces dans le sang, quantité maxima dans l'urine ;

Après seize heures, il n'en reste plus dans le sang, il en reste dans l'urine ;

Après vingt heures, tout est éliminé.

Avec la novocaïne, l'élimination totale n'est obtenue qu'après quarante heures.

Avec la stovaïne, il faut quarante-huit heures.

Ces chiffres montrent que l'anesthésie ne disparaît pas par résorption de la substance injectée, mais que celle-ci reste des heures en solution dans le liquide cérébro-spinal, et baigne pendant ce temps les racines et la moelle.

CHAPITRE II

Technique

L'anesthésie lombaire par la cocaïne est complètement abandonnée. Seul Le Filliatre continue à l'employer et dit en obtenir de bons résultats. Il se peut qu'avec une grande expérience de cette substance on arrive à en atténuer les inconvénients.

Nous n'insisterons pas davantage sur tous les produits qui ont été essayés et ne sont pas restés dans la pratique : Eucaïne A et B, alypine, akoïne, holoaïne, nirvanine, anesthésine, morphine, antipyrine, sulfate de magnésie, sérum physiologique, eau distillée.

Trois substances sont encore employées : la stovaïne, la novocaïne, la tropococaïne.

La stovaïne, découverte en 1904 par Fourneau, a été appliquée à l'anesthésie lombaire la même année par M. Chaput.

On emploie une solution de stovaïne dans du sérum physiologique, vendue en ampoules scellées.

En France on emploie exclusivement la stovaïne à 10 °/₀. A l'étranger on emploie plutôt des solutions faibles à 2 et 5 °/₀. Les doses employées par les auteurs varient beaucoup, mais sont en général trop fortes. Au début la dose oscillait entre 5 et 10 centigrammes (Bosse), beaucoup de chirurgiens ne craignent pas cette dose de 10 centigrammes (Bumm). Polosson injecte 7 centigrammes pour les laparotomies.

Nous croyons, avec MM. Tuffier, Strauss, Dauwe, Michelson, qu'il y a là une erreur de posologie qui est responsable de la plupart des accidents.

La dose doit varier avec le siège de l'opération, sa durée probable et la résistance du malade. Il faut absolument injecter la dose minima dans chaque cas.

Pour avoir une anesthésie étendue, il ne faut pas exagérer la dose, mais diluer la substance dans beaucoup de liquide céphalo-rachidien, et au besoin basculer très légèrement le malade.

Ce principe fondamental étant posé, nous pouvons accepter comme nécessaires et suffisantes les doses suivantes.

Anus et périnée : 3 centigrammes, dilution dans 2 centimètres cubes de liquide céphalo-rachidien.

Jambe : 4 centigrammes, dilution dans 4 centimètres cubes de liquide.

Hernie, appendicite : 5 centigrammes dilués dans 4 à 6 centimètres cubes de liquide si le malade est en excellent état de résistance.

Dans la hernie étranglée pour laquelle l'anesthésie lombaire est souvent indiquée, cette dose sera excessive.

Nous avons eu deux cas de collapsus inquiétant avec 4 centigrammes de stovaïne dans les deux cas suivants :

Homme, 75 ans, désarticulation primitive du genou pour broiement de jambe.

Femme, 50 ans, hernie crurale étranglée de deux jours.

Il est vrai que ces deux malades auraient dû recevoir avant l'anesthésie de fortes doses de sérum sous la peau.

Notons ici que dans l'évaluation de la dose nécessaire dans un cas donné, il faut tenir moins de la hauteur du champ opératoire que de la hauteur d'origine des nerfs sensitifs qui s'y distribuent, et de la nature de la sensibilité.

C'est pourquoi les opérations sur le testicule, la vaginale, le cordon, demandent plus d'anesthésique que la situation de ces organes ne le comporte : 4 centigrammes de stovaïne sont en général juste suffisants.

Dans un cas, nous avions fait une anesthésie suffisante pour le périnée et la partie postérieure de la vulve, mais la partie antérieure de celle-ci innervée par le génito-crural avait gardé sa sensibilité.

La stovaïne, abandonnée par beaucoup de chirurgiens, a gardé ses fidèles, tels que Jonnesco, Krönig, Borzecky, Michelson, M. Tuffier et tous les Français, sauf M. Chaput. Son avantage est sa grande puissance anesthésique et la fixité relative de son action.

Les inconvénients sont : sa causticité (elle est antiseptique et irritante), son action paralysante, qui porte aussi bien sur les nerfs respiratoires que sur les nerfs des jambes.

Dans notre tableau des cas de mort, elle occupe une place prépondérante, de même dans notre liste des accidents paralytiques. Les recherches expérimentales avec examen histologique des systèmes nerveux d'animaux aboutissent à la même conclusion.

La stovaïne est en train de subir le sort qui fut autrefois celui de la cocaïne.

La **novocaïne** découverte par Eichhorn en 1904 a été dès son apparition appliquée à l'anesthésie lombaire (Henking, Steinthal, Krecke, Brenner, Heime, etc.). Elle l'a toujours été depuis, et nous possédons un ensemble de statistiques qui permet de se faire une idée de ses avantages et de ses inconvénients (Meissner, Zaradnicky, Opitz, Hollander, Gross, Sonnenbourg, Trendelenburg, Silberberg, Milenouchkine). En France elle a été étudiée avec grand soin par M. Chaput.

On emploie des ampoules d'une solution à 1, 2, 4, 5 °/₀.

La solution à 4 °/₀ qu'emploie M. Chaput a l'avantage d'être sensiblement isotonique, facile à manier, et de n'introduire que peu de dissolvant dans le liquide céphalo-rachidien :

Les doses sont :

Anus et périnée.	6 cgr.
Jambes.	6 —
Testicules, hernie, appendicite . . 6 à 8 —
Laparotomie. . . . . 8 à 10 —

Ces doses sont plus faibles que celles qu'emploient la plupart des auteurs, qui injectent couramment de 9 à 15 centigrammes et même plus.

Les avantages de la novocaïne sont qu'elle est peu toxique, peu caustique et peu paralysante. Aussi a-t-elle été adoptée pour l'anesthésie locale par M. Reclus et beaucoup de chirurgiens.

M. Chaput s'en montre très satisfait et ne lui reconnaît d'autres contre-indications que la mort imminente.

« Par contre Hohmeier, Heinecke, Mayer, Baish, ont
« eu des suites tellement fâcheuses qu'ils ont abandonné
« la novocaïne pour la stovaïne. » (Strauss.)

La novocaïne est moins anesthésique que la stovaïne
et d'une action moins régulière d'après la plupart des
auteurs. M. Chaput est de l'avis contraire, ainsi que Wiener et de Graeuwe.

Certains auteurs reprochent à la novocaïne d'être paralysante, — elle l'est pourtant moins que la stovaïne ;
d'autres lui reprochent d'exposer particulièrement aux
paralysies oculaires. Il est difficile de se faire une opinion sur ce point en l'absence d'une statistique assez
précise et assez complète pour que ses chiffres puis-
sent servir de base solide à une discussion.

La **tropacocaïne** employée en injections intra-rachi-
diennes par Mayer a été essayée par Bier, Tuffier, Vuil-
let, puis abandonnée. Elle a été reprise et employée par
un nombre de plus en plus grand de chirurgiens : Markovitch, Bier, Fédorof, Boutkevitch, Bumm, Thomas-
chwski, Hartleib, Preinsdlsberger, Slajmer, Monzardo,
Colombani, Dauwe, Defranceschi, etc.

On injecte une solution à 1, 2, 5 °/₀ (1 °/₀ Fédorof,
2 °/₀ Boutkevitch, 5 °/₀ Bier). La dose moyenne à employer
est de 6 centigrammes bien que la plupart des chirurgiens la dépassent largement pour les opérations élevées ou longues (Bumm 8 cgr., Defranceschi 12 cgr., Dauwe 3 à 10 cgr., Colombani, 8 cgr., etc...).

La tropacocaïne est actuellement le plus employé
des anesthésiques intrarachidiens, et presque tous les
auteurs qui ont entrepris, sur les différentes substances,
des études comparatives, chirurgicales ou expérimen-

tales (Wossidlo), concluent nettement à l'emploi de la tropacocaïne.

Ses avantages sont sa valeur anesthésique égale à celle de la stovaïne, sa faible action paralysante et la rareté relative des accidents immédiats et tardifs.

Elle n'est pourtant pas absolument inoffensive, doit être maniée avec prudence, en tenant compte des contre-indications.

L'emploi des ampoules préparées à l'avance, si commode pour le chirurgien, présente un inconvénient : Ces ampoules sont stérilisées par les fabricants à de hautes températures, par exemple 120°, et l'anesthésique peut être en partie décomposé. Ce risque est surtout grand dans les ampoules contenant de l'adrénaline, et quand elles sont anciennes. Les décompositions qui se produisent rendent la solution moins anesthésique et plus irritante. Certains auteurs voulant employer l'adrénaline l'injectent dans le liquide céphalo-rachidien avant d'injecter l'anesthésique.

D'autres préparent leur solution extemporanément. Ils dissolvent leur tropacocaïne dans du sérum, ajoutent de l'adrénaline, font bouillir, font refroidir et injectent la solution ainsi préparée.

D'autres suivant l'exemple autrefois donné par M. Guinard dissolvent la tropacocaïne dans le liquide céphalo-rachidien du malade.

Mais toutes ces opérations sont vraiment compliquées, obligent à des pesées délicates et exposent à des infections accidentelles.

C'est pour parer à ces inconvénients qu'on a imaginé la méthode des tablettes.

Braun d'abord, puis Dönitz firent préparer des com-

primés stérilisés qu'il suffit de jeter dans du sérum ou
du liquide céphalo-rachidien pour obtenir une solution
injectable. Cependant leur solubilité n'est pas toujours
suffisante et on est obligé de les écraser dans le verre
stérilisé où se fait la dissolution.

D'autre part ces tablettes empêchent d'employer dans
chaque cas la dose exacte que l'on veut, puisqu'on doit
en dissoudre une ou deux, c'est-à-dire 5 ou 10 centigrammes.

Enfin elles sont difficiles à stériliser et à conserver,
surtout quand elles contiennent de l'adrénaline (Hof-
mann).

Les mucilages. — Pour limiter et prolonger l'anesthésie, en retardant la diffusion et l'élimination de la substance injectée, on a ajouté à la solution de la gomme
arabique. On dissout la substance active dans 2 centimètres cubes de gomme arabique à 15 %. L'anesthésie
remonte jusqu'au thorax, dure environ quatre heures ;
il n'y a pas d'accidents respiratoires (Erhardt, Hertel).
On a employé dans le même but la gélatine (Klapp).

L'adrénaline a été ajoutée à l'anesthésique d'abord
par Bier, puis par presque tous ceux qui ont pratiqué
l'anesthésie lombaire, puis abandonnée par eux (Baisch,
Barker, Siberfeld, Chaput, Goldschwend, Neugebauer,
Penckert, Pochhammer, Preindlsberger, Schwartz, Stolz,
Strauss).

Ses avantages seraient :

Qu'elle élève la pression sanguine générale et combat
ainsi la dépression causée par l'anesthésique ;

Qu'elle amène une vaso-constriction locale qui re-
tarde la résorption de l'anesthésique et diminue ainsi
son action toxique.

Tout cela est hypothétique. Par contre les inconvénients de l'adrénaline sont plus réels : d'abord elle est difficile à conserver et à stériliser. Une fois altérée, elle met en liberté son acide chlorhydrique ou borique, qui est fortement irritant. Elle serait la cause de troubles trophiques que nous verrons.

Conclusions. — Strauss a essayé de réunir dans des tableaux synoptiques des chiffres montrant les avantages et les inconvénients de chaque anesthésique. Mais ces tableaux sont établis avec des statistiques toujours incomplètes, appartenant à différents auteurs plus ou moins sévères, les cas de morts pris en bloc ne signifient rien parce que chacun d'eux doit être critiqué et rattaché à sa vraie cause ; enfin l'anesthésie lombaire est si souvent employée à tort et à travers que les erreurs de technique, de dose et de choix des malades, empêchent toute discussion précise sur la valeur comparée des anesthésiques.

Un opérateur qui a expérimenté avec soin, et sur une assez vaste échelle, les différentes substances finit par avoir l'impression que l'une d'elles est plus régulière dans son action et plus sûre que les autres.

Nous avons vu que la stovaïne, la novocaïne et la tropacocaïne avaient chacune des partisans, mais c'est la dernière qui est la plus employée, qui se répand de plus en plus, qui occupe la première place. Mais sa supériorité, si elle existe, est bien faible, et la tropacocaïne n'est pas l'anesthésique idéal absolument dépourvu de toxicité qui seul permettra la généralisation de l'anesthésie lombaire.

Technique

Nous décrirons d'abord la technique la plus simple, la plus usitée surtout en France, telle qu'elle a été réglée par MM. Tuffier et Chaput.

Matériel

Le *matériel* comprend les objets suivants, qu'il est bon d'avoir en double :

Aiguille à ponction lombaire, de Tuffier, en platine iridié, à biseau court, longue de 9 centimètres, d'un diamètre extérieur de 1 millimètre et intérieur de 6/10, munie d'un mandrin métallique. M. Chaput emploie l'aiguille à biseau long et avec trou latéral pour éviter que l'aiguille ne se bouche.

Seringue en verre, bien calibrée, avec une graduation bien visible. Sa capacité peut varier de 2 à 5 centimètres cubes.

Verre gradué pour recueillir et mesurer le liquide céphalo-rachidien, qu'on laisse s'écouler avant de faire l'injection.

Ampoules contenant la substance à injecter.

Ampoules de caféine à 20 °/₀.

Sérum artificiel et ce qu'il faut pour l'injecter sous la peau ou dans une veine.

Tout ce matériel doit être stérilisé et manié avec des mains propres, toujours de la même façon, pour que les chances d'infection opératoire soient éliminées une fois pour toutes.

Préparatifs. — Le malade est assis en travers de la table d'opération, les pieds sur un tabouret, les coudes sur les genoux, il fait le gros dos.

On frotte la région lombaire à l'éther, à l'alcool, on y applique une couche de teinture d'iode.

On puise dans l'ampoule, avec la seringue pourvue de son aiguille, une quantité de solution plus grande que celle qu'on veut injecter. On enlève l'aiguille et en poussant très doucement le piston on évacue l'excès de liquide. Comme avec la stovaïne à 10 °/₀ on compte par dixièmes de centimètre cube ; cette petite opération est assez délicate.

Ponction. — On repère les apophyses épineuses et les espaces qui les séparent. Certains chirurgiens piquent entre la première et la deuxième lombaire (Heintz), la plupart dans les deuxième et troisième espaces, ou dans le quatrième qui correspond à la ligne horizontale des crêtes iliaques. Souvent on choisit l'espace qui se présente le mieux.

On ponctionne après avoir prévenu le malade qu'il va sentir une petite piqûre mais qu'il ne doit pas bouger.

Évacuation de liquide. — Le Filliatre a conseillé d'évacuer une grande quantité de liquide céphalo-rachidien pour éviter les accidents d'hypertension consécutive. M. Chaput attache beaucoup d'importance à ce point et évacue 10 centimètres cubes.

Ceux qui dissolvent eux-mêmes l'anesthésique dans du sérum retirent autant de liquide qu'ils doivent en injecter. D'autres laissent couler du liquide jusqu'à ce qu'il sorte goutte à goutte. D'autres évacuent 1, 2, 3 centimètres cubes sans y attacher d'importance.

Injection. — On adapte la seringue à l'aiguille après

l'avoir bien purgée d'air. On aspire lentement de 2 à 5 et même 8 centimètres cubes de liquide cérébro-spinal suivant qu'on veut une anesthésie plus ou moins haute. Le liquide se mélange dans la seringue avec la solution anesthésique. Avec la stovaïne il se fait un précipité blanc très fin qu'on attribue à la décomposition de la substance par les sels alcalins du liquide céphalo-rachidien.

On pousse lentement l'injection.

On peut aspirer une seconde fois 2 ou 3 centimètres cubes de liquide et le pousser toujours aussi doucement. On retire brusquement l'aiguille avec la seringue. Inutile de mettre du collodion. Cependant on aurait vu chez un vieillard un écoulement de liquide cérébro-spinal se produire par l'orifice de ponction.

On laisse le malade assis pendant trois ou quatre minutes dans la pensée que l'anesthésique se fixera sur les racines nerveuses au voisinage du point où l'injection a été faite. Puis on fait coucher le malade la tête et les épaules légèrement soulevées, toujours dans la pensée d'empêcher l'anesthésique de descendre vers le bulbe.

Faut-il faire la ponction médiane ou latérale? — La plupart des auteurs la font médiane et donnent à cela d'excellentes raisons :

Il est plus facile de repérer l'espace interépineux sur la ligne médiane.

On n'a pas à incliner son aiguille dans le plan horizontal.

On ne risque pas de passer à côté du sac dural et d'aller piquer la paroi opposée du canal vertébral. On est sûr de tomber dans le lac sous-arachnoïdien lombaire entre les deux faisceaux latéraux de la queue de cheval ; on évite d'aller piquer une racine, ce qui procure au malade une douleur fulgurante, et d'injecter entre les racines d'un seul côté ou dans une racine, ce qui peut causer de l'anesthésie unilatérale ou des troubles névritiques (Trautenroth).

Avec la piqûre latérale, les tissus qu'on traverse sont moins durs, si on bute sur l'os, on est plus à son aise pour tâtonner et chercher la bonne route. Nous faisons toujours la ponction latérale sans aucun inconvénient.

M. Chaput remarque que chez les sujets maigres à épine dorsale saillante et rugueuse la ponction latérale est plus facile.

Chez les sujets très gras on ne sent pas les apophyses épineuses. Alors on repère la ligne médiane ; on traverse la peau à 1 cm. 1/2 en dehors, on incline son aiguille de façon que sa pointe paraisse devoir rejoindre la ligne médiane à 5 ou 6 centimètres de profondeur et on enfonce. Si on bute nettement sur de l'os, on retire à moitié l'aiguille, on abaisse un peu le pavillon et on enfonce de nouveau. En recommençant au besoin trois ou quatre fois, on finit par passer.

Echecs de la ponction. — Quelquefois on ne passe pas. Ces échecs se trouvent dans beaucoup de statistiques : Colombani 4, Zwar 4, Michelson 4, Halzbach 3, Strauss 3, etc. Sur nos 140 anesthésies lombaires nous n'avons pas eu un seul échec.

Ces échecs sont attribués par les auteurs à l'ossification des ligaments jaunes ou interépineux qui serait fréquente chez le vieillard. Plus souvent il s'agit de scoliose. Nous avons ponctionné plusieurs scoliotiques, en faisant la piqûre latérale du côté de la concavité et en inclinant fortement l'aiguille, la pointe en dedans.

La ponction étant réussie, il ne coule rien ; il faut déboucher l'aiguille avec le mandrin. S'il ne coule rien, il faut recommencer ailleurs, mais à aucun prix il ne faut injecter d'anesthésique si le liquide céphalo-rachidien n'a pas coulé franchement, on pourrait injecter hors du sac dural, ou dans une racine.

S'il coule quelques gouttes de sang suivies de liquide pur, on injecte l'anesthésique ; si l'écoulement de sang est persistant, on repique plus haut.

Variantes de la technique

PONCTION EN DÉCUBITUS LATÉRAL

Inconvénient. — Il est moins facile d'obtenir une saillie des apophyses épineuses et de s'orienter en cas de difficulté de la ponction.

Avantages. — Position moins fatigante pour les malades en mauvais état général, ou qu'un état local empêche de se tenir assis.

En couchant le malade sur le côté qui doit être opéré, et en l'y laissant quelques minutes après l'injection, on obtiendrait de ce côté une anesthésie plus précoce, plus étendue, plus durable que du côté opposé (Dujarier, Preinsdlsberger). Cet effet nous a paru réel mais inconstant.

POSITION DE TRENDELENBURG PRÉCOCE

Beaucoup de chirurgiens, quand ils veulent obtenir une anesthésie remontant assez haut, par exemple au

niveau des seins, donnent au malade une position dé-
clive qui va de 10 à 30 ou 40° (Heintz). D'autres, sans
rechercher une anesthésie haute, inclinent leur malade
quelques minutes après l'injection pour faciliter l'opération (appendicite, hystérectomie).

Il semble bien démontré que cette manœuvre élève
le niveau de l'anesthésie (Violet et Fisher) mais il est
également certain qu'elle constitue un danger. Dans un
grand nombre d'observations d'accidents inquiétants ou
mortels, nous retrouverons cette inclinaison initiale souvent très accentuée. Aussi beaucoup d'auteurs la rejet-
tent-ils absolument (Kendirdjy, Polosson, Dujarier,
Bumm, Meissner, Michelson).

Certains chirurgiens ont imaginé des appareils spéciaux
pour anesthésie lombaire. Ce sont des trousses plus ou
moins ingénieuses, qui comprennent un tube manométrique servant à mesurer la tension du liquide céphalo-rachidien ; on se base sur cette tension pour apprécier la quantité de liquide qu'il faut enlever, le degré de
la dilution qu'il faut faire de l'anesthésique, et la quantité de celui-ci qu'il faut injecter (Krönig, Holzbach,
Pochhammer, Thomachewski, Witteck).

Scopolamine-morphine, anesthésie lombaire. — L'idée
de favoriser l'action de l'anesthésie médullaire, par
l'engourdissement que donne la scopolamine, et de
supprimer la conscience de l'opéré appartient à Krönig
(de Fribourg-en-Brisgau).

Cette technique fut essayée, puis adoptée par un
grand nombre de gynécologues allemands, et beaucoup
vont jusqu'à dire que c'est l'anesthésique de choix pour
les laparotomies gynécologiques.

En France elle vient d'être adoptée par Polosson qui

l'a défendue au Congrès de Toulouse et dans les travaux de ses élèves (Violet et Fisher, Ducret).

Bumm donne la veille de l'opération, 1 gramme de véronal pour que le malade passe une bonne nuit. Le matin on injecte :

Morphine . . . . 1 cgr.
Scopolamine 0,0003
Eau . . . . 1 cc.

une heure et demie avant l'opération. On peut répéter l'injection un quart d'heure avant.

La malade est maintenue isolée, dans l'obscurité et le silence. Après l'injection lombaire, sous l'action combinée de la scopolamine, morphine, stovaïne, elle retombe dans un engourdissement profond, quelquefois elle est consciente, entend ce qu'on lui dit et répond, souvent elle est somnolente, et même s'endort. Après l'opération, elle n'a qu'une notion confuse de ce qui s'est passé.

Tous les auteurs qui écrivent sur les avantages et les dangers de l'anesthésie lombaire insistent sur la nécessité d'une technique parfaite, et attribuent les inconvénients et les accidents à ce que toutes les règles n'en ont pas été observées, mais ces règles varient d'un auteur à l'autre, et très souvent dans deux écrits successifs d'un même chirurgien.

Quel est l'anesthésique de choix, quelle est la dose dangereuse, faut-il ajouter de l'adrénaline, combien de liquide céphalo-rachidien faut-il enlever, quelle position faut-il donner au patient, quelles sont les indications et contre-indications dans chaque cas particulier; toutes ces questions reçoivent autant de solutions qu'il y a de chirurgiens usant de l'anesthésie lombaire. Chacun a la technique qui résulte de l'état actuel de son expérience. L'important c'est d'avoir une méthode régulière, de l'appliquer avec soin mais avec souplesse pour la plier aux exigences de chaque cas, et de ne pas faire d'anesthésie lombaire à tort et à travers, ce qui est le meilleur moyen d'avoir des accidents.

CHAPITRE III

Anesthésie normale. — Échecs

L'ANESTHÉSIE NORMALE

Pendant les quelques minutes qui suivent l'injection, l'anesthésique se répand dans le liquide céphalo-rachidien, imprègne les éléments nerveux et il n'y a aucun changement apparent dans l'état du malade.

Puis il commence à ressentir des fourmillements dans les pieds, ses jambes sont comme engourdies, lourdes; il peut à peine les soulever. Pendant ce temps, l'anesthésie apparaît et s'étend.

Elle commence au périnée ou aux pieds, monte le long des jambes, atteint l'abdomen, puis s'arrête. Le résultat est obtenu en un temps variable qui va de cinq à quinze minutes. Dans la statistique de Milenouchkine où ce point est régulièrement noté, nous trouvons en moyenne dix minutes. On a signalé quelques faits d'anesthésie retardée se produisant jusqu'à une heure après l'injection.

La limite supérieure de l'anesthésie constituée varie beaucoup suivant les cas : le plus souvent, surtout avec les faibles doses, les seules qu'on doive employer, elle siège au niveau de l'ombilic.

Cependant il n'est pas rare de lui voir atteindre l'appendice xyphoïde, les seins, et même la base du cou.

Cette limite supérieure correspond à un territoire radiculaire, et la transition est très brusque entre le territoire anesthésié et celui qui ne l'est pas.

Dans un cas de résection costale, nous avons vu une côte parfaitement anesthésiée tandis que celle située immédiatement au-dessus ne l'était pas du tout.

Cette notion de la topographie radiculaire de la limite supérieure de l'anesthésie nous explique pourquoi il faut chercher une anesthésie haute pour opérer sur les régions inguinale, pubienne et vulvaire antérieure qui recouvrent des nerfs sensitifs venus des 1re et 2e racines lombaires.

La hauteur de l'anesthésie peut être jusqu'à un certain point réglée par l'opérateur, elle dépend :

De la hauteur de la ponction, et quelques chirurgiens ponctionnent volontiers entre la première et la deuxième lombaire ;

De la dose injectée, et quelques chirurgiens ne craignent pas d'injecter des doses certainement dangereuses pour obtenir une anesthésie haute et prolongée ;

De la quantité de liquide céphalo-rachidien employée pour diluer l'anesthésique ;

De la position donnée au malade après l'injection, la position de Trendelenburg élève le niveau de l'anesthésie.

Mais il ne faut pas oublier qu'en cherchant à faire porter le plus haut possible l'action de l'anesthésique on s'expose à la faire porter sur les racines bulbaires. Nous verrons plus loin que les moyens à employer pour rendre inoffensive l'anesthésie sont précisément l'inverse de ceux qu'on emploie pour l'élever. Il est donc dangereux d'élever artificiellement la hauteur d'insensibilité.

Il faut avant tout viser à la sécurité et ne demander à l'anesthésie lombaire que ce qu'elle peut donner sans danger, et abandonner les opérations hautes, sauf exception.

Ajoutons que malgré tous les moyens employés on n'est jamais sûr d'obtenir une anesthésie haute ; la sensibilité du malade à l'anesthésie joue ici le principal rôle.

L'anesthésie porte sur tous les modes de la sensibilité, sauf sur les sensations tactiles qui persistent, de sorte qu'il est bon de prévenir le malade qu'il doit sentir un contact non douloureux.

La sensibilité à la douleur et à la chaleur est complètement abolie, la sensibilité osseuse et articulaire aussi.

L'anesthésie viscérale est variable, la vessie et l'utérus sont très bien insensibilisés par de faibles doses, le péritoine pariétal, l'intestin, le mésentère sont plus difficilement anesthésiés, à cause de leur innervation par les splanchniques, le pneumo-gastrique, le phrénique. Les tiraillements sur l'estomac ou le côlon transverse déterminent habituellement une douleur épigastrique et une angoisse qu'il est difficile d'éviter.

En même temps que l'anesthésie, s'est installée la paralysie. Son intensité et sa durée varient avec la substance injectée : la stovaïne est très paralysante, la tropococaïne moins, la novocaïne moins encore. L'anus est béant, les jambes immobiles, la paroi abdominale flasque.

Cette paralysie très utile à l'opérateur puisqu'elle immobilise l'opéré, permet de dilater facilement l'anus, de réduire une fracture ou une luxation, de mettre une valve sus-pubienne, est d'autre part un inconvénient puisqu'elle indique une atteinte des racines et des cellules motrices, atteinte qui peut être trop profonde et trop durable comme nous le verrons.

L'anesthésie dure en moyenne trois quarts d'heure avec les doses prudentes : il n'est pas rare qu'elle dure davantage, jusqu'à deux heures. Dans un cas nous pûmes opérer un homme de hernie inguinale, varicocèle, varices localisées en une heure et quart avec une anesthésie parfaite (novocaïne, 8 cgr.). Dans un cas sur lequel nous reviendrons aux indications, nous eûmes une anesthésie de plus d'une heure pour une hernie ombilicale. Plusieurs fois nous avons pu enlever la saphène interne avec une anesthésie excellente pendant presque toute l'opération, moins bonne mais suffisante à la fin.

La sensibilité revient progressivement de haut en bas. A la fin d'une opération un peu longue sur la région inguinale, les sutures peuvent être douloureuses en haut de la plaie sans l'être en bas. La motilité revient en même temps.

Souvent il persiste pendant quelques heures une légère hyporesthésie et parésie qui n'ont rien d'inquiétant.

Les échecs de l'anesthésie. — Nous les trouvons signalés dans toutes les statistiques.

Legueu 43 sur 350, Albarran 7 sur 135, Delbet 8 sur 79, Dujarier 8 °/₀, Hoermann 9 °/₀, Sellheim 2,3 °/₀ Bumm 3 °/₀, Bier 4 °/₀, Colombani 3 °/₀.

Certaines statistiques divisent les anesthésies en 4 catégories : bonnes, suffisantes, insuffisantes, nulles.

	Nombre	Bonnes	Suffisantes	Insuffisantes	Nulles
Michelson. .	400	333	57	10	5
Strauss. . .	347	284	18	40	5
Badendorf .	130	116		9	5
Beckel. . .	156	124		16	16
Munchmeyer.	1.000	826	62	57	23

Il est donc incontestable que dans des cas assez nombreux l'anesthésie est insuffisante.

Quelquefois elle ne monte pas assez haut.

D'autres fois elle disparaît trop vite : ou bien elle est réellement plus courte que dans la moyenne des cas : ou bien l'opération est trop longue pour une anesthésie de durée moyenne, le malade souffre à la fin.

D'autres fois elle est incomplète, les malades souffrent un peu et se plaignent.

Enfin elle peut être nulle, le malade sent tout ce qu'on lui fait, il s'inquiète ; quand on veut inciser, il hurle. A partir de ce moment, il est en hyperesthésie. Si on a commencé trop tôt et que l'anesthésie s'établisse ensuite, elle a bien des chances d'être mauvaise.

A quoi sont dus les échecs complets ?

Dans certains cas à une *faute de technique* : par exemple quand on a injecté l'anesthésique sans avoir vu couler le liquide céphalo-rachidien ou quand il n'a coulé que du sang par l'aiguille ; quelquefois une seconde tentative sur le même sujet, quelques jours plus tard, a donné un bon résultat ;

Dans quelques cas peut-être à une *altération de la solution.*

Il est certain que le nombre des échecs diminue avec l'expérience des opérateurs, c'est ce que conclut M. Chaput ; de même nous voyons que Sellherm, Bier, Bumm, Colombani en ont relativement peu.

Quelques auteurs remarquent qu'ils en ont eu beaucoup plus au début de leur pratique que plus tard.

Mais l'erreur de technique n'explique pas tous les insuccès. Il y a des individus réfractaires à l'anesthésie lombaire comme aux autres médications. De même que certains sujets ont besoin d'énormément de chloroforme pour s'endormir, certains doivent avoir besoin de beaucoup de stovaïne pour être anesthésiés. Mais on peut donner progressivement du chloroforme suivant les besoins. On donne une fois pour toutes une dose de stovaïne nécessaire pour un sujet normal, et l'individu hyperexcitable n'est pas anesthésié.

Les sujets réfractaires appartiennent-ils à un groupe pathologique déterminé et peut-on dans un cas donné prévoir une mauvaise anesthésie ? Il nous a semblé qu'il s'agissait surtout d'individus jeunes de 20 à 30 ans, de névropathes effrayés dont le cerveau excité guettait la moindre sensation pour en faire une douleur, ou de ces dégénérés alcooliques, à l'intelligence rudimentaire, aux réactions impulsives et violentes, comme on en voit beaucoup dans les grandes villes.

Il est difficile de dire si chez ces gens, l'anesthésique interrompt mal le courant dans le nerf radiculaire ou si leur douleur est purement psychique et due à la transformation des sensations de contact. Mais qu'importe au chirurgien de savoir si le malade sent ou non ; ce qui est clair, c'est qu'il crie, que l'opération est troublée et que tout le monde est mécontent. Dans tous

ces cas, que l'anesthésie soit trop courte, insuffisante
ou nulle, il faut faire endormir le patient. Alors il faut
très peu de chloroforme, quelquefois l'approche du masque suffit pour le calmer. Mais il faut un aide nouveau
pour l'anesthésie, et c'est un des cas où l'avantage que
présente l'anesthésie lombaire de supprimer cet aide
disparaît.

CHAPITRE IV

Accidents

Vasoconstriction céphalique. — Pâleur, sueur froide, malaise comparé au mal de mer, état nauséeux, angoisse légère, tels sont les troubles si souvent observés qu'il faut presque les considérer comme naturels au cours d'une anesthésie lombaire.

Ils peuvent manquer complètement, ou se montrer avec tous les degrés d'intensité. S'ils sont très légers, on les néglige ; s'ils sont accentués, on fait faire une injection de caféine (20 à 40 cgr.). Ils peuvent devenir inquiétants et faire craindre les états de collapsus que nous verrons plus loin.

Le vomissement n'est pas rare au cours de l'opération.

La statistique nous montre sa fréquence brute :

Strauss.	⎫
Legueu.	⎬ 3 °/₀
Wiener et Grauwe.	⎭
Munchmeyer.	⎫
Hœrmann.	⎪
Polosson	⎬ 4 °/₀
Michelson.	⎭
Krœnig.	6 °/₀

Zahradnicky . . . . }	
Boutkevitch . . . . }	9 °/₀
Dujarier.	1 °/₀
Heintz	0,50 °/₀

Mais nous savons que les statistiques sont incomplètes, et surtout qu'elles ne sérient pas les cas.

Or le malaise, les nausées, les vomissements sont dus surtout à :

Une forte dose d'anesthésique ;

La position inversée ;

La manipulation des viscères;

ce qui fait qu'ils sont surtout fréquents dans le cas où ils sont le plus gênants dans les laparotomies.

Mais en général ils ne durent pas. Après quelques efforts, le malade vomit une fois, puis reste tranquille.

Le relâchement du sphincter anal, avec la défécation sur la table d'opération, n'est pas rare :

Strauss. . . . . }	
Legueu . . . . }	1 °/₀
Colombani. . . . . }	
Heintz	1,50 °/₀
Kendirdjy	2,1 °/₀
Dujarier. . . . . }	
Polosson. . . . . }	3 °/₀
Hollander . . . . }	
Wiener . . . . }	

Nous l'avons observé assez souvent, d'habitude à la fin de l'opération.

Outre que cet incident est désagréable pour l'opérateur, il a l'inconvénient de salir la table, d'exposer les mains du personnel, le pansement de l'opéré. Quand il se produit au cours d'une laparotomie, en position de

Trendelenburg, les matières se répandent sous le siège de l'opérée, sur son périnée, et viennent salir sa vulve et son vagin. Pour réduire au minimum la fréquence de cet accident, il faudrait évacuer aussi complètement que possible l'intestin du malade la veille de l'opération.

Paralysie respiratoire. — Le trouble de la respiration, normal dans l'anesthésie lombaire, respiration ralentie et superficielle peut s'exagérer et aboutir à l'arrêt progressif de la respiration avec persistance des battements du cœur.

Cet état a été précédé de tout le cortège des troubles bulbaires habituels, et s'accompagne de perte de la conscience.

Le seul traitement est la respiration artificielle qu'on peut être obligé de faire pendant très longtemps et qui n'est pas toujours suivie de succès.

Fréquence. — Elle est difficile à apprécier parce que la paralysie respiratoire est confondue avec les troubles cérébraux et cardiaques sous le nom de collapsus.

Nous la trouvons pourtant isolée dans quelques statistiques.

	Nombre de cas	Paralysie respiratoire
Kader.	1.900	8
Zwar	298	3
Polosson.	130	2
Michelson	400	2
Strauss	347	3
Munchmeyer . . .	1.000	2

Dans beaucoup de cas on avait injecté de la stovaïne :

Sandberg	stovaïne 7 ctg.	durée 5 minutes.
Dœnitz	— 4 —	— 20 —
Greifenhagen	— 8 —	— 20 —
	— 10 —	— 10 —
Trautenroth	— 6 —	

Presque tous les auteurs le signalent : Chaput, Baisch, Deetz, Hartmann, Hofmeier, Klein, Saxtorph, Steiner, Veit, Fedorov, Gelmer.

Sans insister ici sur la pathogénie de cet accident, nous noterons en passant la fréquence de trois facteurs.

Dose élevée d'anesthésique ;

Position de Trendelenburg ;

Emploi de stovaïne.

Collapsus non mortel. — En matière d'anesthésie lombaire, on appelle collapsus l'ensemble des accidents que peut produire l'anesthésique agissant sur le bulbe et l'encéphale.

Le syndrome qui en résulte est très grave parce que en cas d'évolution progressive, son aboutissant naturel est la mort du malade.

La fréquence est assez grande :

Legueu	350 cas	7
Albarran	155 —	2
Clinique de Francfort	300 —	6
Körte	1.800 —	8
Sonnenburg	1.181 —	5
Munchmeyer	1.000 —	7
Zahradnicky	1.650 —	8
Boutkevitch	33 —	1

Milénouchkine	. . .	40 cas	3
Oelsner	. . . . .	875 —	6
Goldschwend	. . . .	1.000 —	11
Wiener	. . . . .	100 —	11
Henking	. . . . .	160 —	1
Köstic	. . . . . .	100 —	1
Dujarier	. . . . .	200 —	1
Michelson	. . . . .	400 —	18 (dont 18 graves)
Strauss	. . . . . .	347 —	5

Soit pour 9.690 rachianesthésies, 101 collapsus, c'est-à-dire en 1 %.

OBSERVATIONS

Boutkevitch :

Homme, 68 ans, cal vicieux du tibia.

Tropacocaïne 7 centigrammes, 3 cc. 1/2 de solution à 2 %.

Aussitôt après l'injection, on remarque les symptômes de collapsus : pâleur, sueurs froides, affaiblissement du pouls qui devient incomptable, arrêt de la respiration.

On injecte de l'huile camphrée, de la caféine, du sérum. Respiration artificielle pendant cinq minutes.

La respiration et la circulation se rétablissent et l'opération peut être faite sans autre incident.

Nous avons observé plusieurs fois des faits de ce genre :

Homme, 75 ans, désarticulation primitive du genou pour écrasement de jambe. Malade shocké.

Stovaïne 4 centigrammes, anesthésie parfaite. A la fin de

l'opération, collapsus très grave. Caféine, sérum intraveineux, déclivité de la tête. Guérison.

Femme, 50 ans environ, hernie crurale étranglée depuis deux
jours. Stovaïne 4 centigrammes. Opération simple et rapide,
anesthésie parfaite. A la fin, collapsus très grave. Caféine, sérum
intraveineux. Déclivité de la tête, guérison.

Le collapsus se produit pour ainsi dire toujours chez
des malades âgés, affaiblis, intoxiqués (hernie étranglée,
occlusion, shock) à qui on a injecté une assez forte
quantité d'un anesthésique quelconque, et souvent
qu'on a mis en position de Trendelenburg immédiatement ou quelques minutes après l'injection.

L'anesthésie s'installe très vite, remonte très haut.
On commence à opérer. Au bout de dix à quinze minutes le malade commence à se plaindre, il a soif, a mal
au cœur, fait des efforts pour vomir, se plaint d'avoir
chaud, et surtout de ne pas respirer à son aise. Le chirurgien le rassure et continue à opérer.

Le gémissement reprend, continu, monotone ; on parle
au malade, il ne répond pas. Alors on voit qu'il est très
pâle, couvert de sueur, l'œil entr'ouvert. La respiration
d'abord pénible et bruyante se ralentit puis s'arrête
pendant que le pouls faiblit.

En hâte on injecte de la caféine, de l'huile camphrée,
on prépare du sérum. Suivant les opinions du chirurgien
sur la physiologie de la rachianesthésie, on met le malade à plat ou en Trendelenburg, on fait la respiration
artificielle.

Enfin la respiration reprend, le pouls est perceptible,
la face se colore un peu, la conscience revient et
l'opération s'achève.

Apoplexie. — Les variations de tension que subit le liquide céphalo-rachidien à la suite de l'évacuation préalable de liquide de l'injection, et de l'action du toxique sur la circulation peuvent amener des troubles graves, heureusement rares.

Rupture d'un anévrysme.

Apoplexie.

Obs. — Homme âgé, cachectique. Cancer de l'œsophage, gastrostomie. Novocaïne 7 centigrammes.

Anesthésie parfaite.

Au milieu de l'opération, respiration stertoreuse.

On parle au malade, il ne répond pas.

On voit qu'il a une paralysie faciale très accentuée qui n'existait pas avant.

L'opération est rapidement terminée. Amélioration. Ictus successifs dans le cours de la journée. Mort le soir.

Accidents consécutifs. — Il arrive que les troubles dus à l'action de la substance injectée sur les zones élevées du système nerveux se prolongent après l'anesthésie ou bien ne se produisent que tardivement quand celle-ci à déjà disparu.

Dans le premier cas, on voit le malade garder une sensibilité et une motilité diminuée, rester pâle, vertigineux, avec des nausées et même des *vomissements.* Mais ceux-ci sont rares.

Zahradnicky	13 °/₀
Boutkevitch	9 °/₀
Hörmann	4 °/₀
Michelson	2 °/₀
Heintz	1 °/₀
Strauss	1 °/₀

Tous ces symptômes disparaissent en quelques heures.

Les cas de collapsus tardifs ont été signalés par Reynier, Legueu, Thomaschensky et Michelson. Dans les deux cas de cet auteur on pensa à une péritonite et à une hémorragie interne. Mais la disparition rapide des accidents montra leur nature.

Une élévation de température, allant de 38° à 40° le soir ou le lendemain de l'opération n'est pas rare. Elle ne s'accompagne d'aucun trouble, elle disparaît un ou deux jours après son apparition. Elle n'a aucune importance. Il suffit de savoir ce que c'est pour ne pas s'en inquiéter. On l'attribue à une action directe du poison sur les centres nerveux.

La céphalée et la rachialgie sont les deux gros ennuis des suites de la rachianesthésie. Elles sont connues depuis les premières applications de la méthode.

C'est à leur propos que furent faites les premières recherches sur l'hypertension consécutive à l'anesthésie, c'est pour les éviter qu'on proposa l'évacuation préalable du liquide céphalo-rachidien (Le Filliatre), l'injection de solutions isotoniques, la dissolution de l'analgésique dans le liquide céphalo-rachidien (Guinard).

Leur fréquence est très difficile à apprécier, surtout celle de la rachialgie qui n'est sûrement pas notée dans la plupart des cas. De même, les céphalées légères ou très courtes passent inaperçues :

Krönig	1.200 cas	12
Kœrte	1.800 —	17
Munchmeyer	1.000 —	70
Zahradnicky	1.650 —	13 %
Michelson		13 %

Heintz . . . . 10 °/₀
Strauss . . . . 347 cas 3,1 °/₀
Dujarier . . . . 20 °/₀

La céphalée est précoce quand elle commence le lendemain ou le surlendemain de l'opération. Elle est tardive quand elle commence le cinquième ou le sixième jour, et due à ce que le malade commence à s'asseoir sur son lit ou à se lever. Elle est plus fréquente chez les nerveux et chez ceux qui ont facilement mal à la tête.

Elle est continue, avec exaspération lors des mouvements, gravative, formant un casque qui étreint le frontal ou l'occiput du malade. Elle peut être accompagnée de rachialgie, de raideur de la nuque, de vertige surtout quand le sujet lève la tête. Elle est quelquefois atroce. Elle dure de deux à trois jours jusqu'à huit ou dix, et même jusqu'à six semaines et disparaît spontanément (Munchmeyer 1 cas, deux semaines ; 2 cas, quatre semaines (le matin) ; 1 cas, six semaines). Quelquefois la réaction de la méninge est plus vive, et réalise un syndrome qui mérite le nom de méningisme ou mieux de *méningite aseptique*.

Cette méningite signalée d'abord par Guinard, Ravaut, Aubourg, et dont on a publié quelques cas dispersés (Doléris et Chartier, Halbron, Pautrier et Simon, Legueu, Dreyfus Rose, Munchmeyer, Henking, Heintz) n'a pas été très étudiée.

Pour apprécier sa fréquence, il faudrait faire une ponction lombaire à tous les malades qui ont de la rachialgie ou de la céphalée. Dans 6 cas de céphalée, Doléris et Chartier ont trouvé 3 fois une leucocytose céphalo-rachidienne. Nous avons fait quelques ponctions dans les mêmes conditions sans trouver de leucocytose. Par contre, dans deux cas de syndrome méningitique bien caractérisé les résultats ont été positifs.

Dans ces deux cas il s'agissait de jeunes femmes nerveuses, opérées sous anesthésie lombaire à la novocaïne, 7 ou 8 centigrammes.

Le lendemain, céphalée atroce, douleur dans la colonne vertébrale, signe de Kernig, agitation, subdélire

Ponction : pession très forte, le liquide coule en jet, c'est un liquide franchement trouble. On en retire 20 centimètres cubes. Après centrifugation il y a un culot assez abondant au fond du tube, et après coloration à l'hématéine ésosine, on voit une polynucléose très abondante, à globules intacts.

Après la ponction, les symptômes disparaissent presque complètement, il reste pourtant de la céphalée, et deux jours après on fait une nouvelle ponction. Liquide clair, lymphocytose d'abondance moyenne. Guérison.

Si les observations de ce genre ne sont pas plus nombreuses dans la littérature, cela tient à plusieurs raisons :

D'abord le rôle de l'hypertension comme facteur de céphalée n'est pas universellement admis, et beaucoup de chirurgiens, surtout en Allemagne, ne ponctionnent pas les céphalées de la rachianesthésie.

On lit beaucoup d'observations de céphalées terribles, ayant duré huit, dix jours, ayant résisté à toutes les drogues, et contre lesquelles il n'a pas été fait de ponction lombaire. Même parmi les cas de morts publiés on en trouve qui ressemblent bien à des méningites aseptiques particulièrement violentes, accompagnées des signes d'une énorme hypertension et qui auraient peut-être guéri par ponction.

Dans d'autres cas, le liquide retiré dans le but de diminuer la céphalée n'est pas examiné. Enfin on ne fait pas de ponctions répétées qui seules permettraient de suivre l'évolution de la maladie.

Ces méningites aseptiques à polynucléaires sont pourtant d'un intérêt considérable, comme nous le verrons en étudiant la pathogénie des accidents de la rachianesthésie.

Au syndrome précédent peuvent s'ajouter des *crises épileptiformes*, qui sont beaucoup plus rares (Lœffler, Slajmer, Henking, Muller, Delbet).

Munchmeyer :

Enfant masculin, 11 ans.

Résection tibio-tarsienne pour tuberculose. Stovaïne 4 centigrammes.

Du premier au sixième jour céphalée, vomissements. Au neuvième jour, crises épileptiformes, qui disparurent spontanément, ne se reproduisirent pas. Il fut bien établi qu'il n'en avait jamais eu avant.

Dans le cas de Henking les crises furent arrêtées par la ponction lombaire.

Delbet :

Homme, 36 ans, le soir 8 crises subintrantes, perte de connaissance : dix-huit heures.

On peut observer des *troubles psychiques* à la suite de l'anesthésie lombaire. Dans les uns le toxique injecté a agi directement sur le système nerveux, dans les autres l'anesthésie et l'opération n'ont été que la cause déterminante d'un délire passager chez un prédisposé.

Michelson :

6 cas d'excitation psychique et motrice, deux chez des alcooliques, un chez un épileptique.

Un seul fut sérieux :

Homme âgé mais bien portant.

Hernie. Stovaïne 7 centigrammes.

Trendelenburg pendant dix minutes après l'injection. Pendant l'opération collapsus.

Pendant dix jours stupeur complète. Guérison.

Henking :

Homme, 28 ans.

Hernie, novocaïne.

Après douze heures, agitation, inconscience, état comateux pendant soixante heures (1).

Colombani :

Accès paranoïaque, manie dépressive terminée par suicide que les psychiatres ont attribué à l'intoxication chez un prédisposé.

Hormann :

Longue observation de troubles délirants intenses, que nous rapporterons avec les paralysies oculaires.

L'intolérance d'un sujet à l'égard de l'anesthésie lombaire peut se traduire par des symptômes graves réalisant un syndrome complexe, où se mélangent les signes d'intoxication directe, et de réaction méningée.

Badendorf :

Femme, 19 ans, opération sur genou pour une lésion tubercu-

1. Pas de ponction lombaire. C'est peut-être une méningite aseptique.

leuse. Stovaïne à 1/2 °/₀; 8 centimètres cubes : 4 centigrammes. Anesthésie complète en deux minutes.

Dix minutes après l'injection pâleur de la face, pouls faible et rapide. On donne du vin.

Cinq minutes plus tard, perte de connaissance complète, diminution du pouls. Caféine, sérum.

Cinq minutes plus tard syncope respiratoire puis arrêt du pouls.

Deux fois on évacue 10 centimètres cubes de liquide et on le remplace par du sérum.

Respiration artificielle.

Trente-cinq minutes après le commencement de la respiration artificielle, le pouls est devenu perceptible, la respiration reprend.

A la fin de l'opération nouvelle syncope respiratoire, respiration artificielle. Au total : 2 h. 45 m.

Perte de connaissance pendant deux jours, avec des moments d'excitation et des cris, pupilles dilatées, puis vingt-quatre heu‑ res d'excitation avec hallucinations.

Le quatrième jour conscience, excitation, volubilité.

Le cinquième jour, état normal, absence de tout souvenir de 'opération et des heures qui l'ont précédée, guérison complète.

Legueu cite deux cas :

Dans le second : collapsus durant deux jours, état très intense de malaise, avec lipothymies, syncope, pâleur de la face, pouls faible et ralenti. Ponction, lymphocytose. Dans les 2 cas on a craint un dénouement fatal.

D. Rose :

Femme, 52 ans, confectionneuse.

17 février. — Petite intervention sur l'utérus, rachistovaï‑ nisation. Anesthésie parfaite, la malade sort de l'hôpital trois jours après, sans avoir présenté aucun accident.

20 février. — Céphalée extrêmement violente, qui lui arrache des cris, vomissements verdâtres, la malade ne tarde pas à tomber dans un état subcomateux, répondant à peine aux questions qu'on lui pose.

21 février. — Entre à la Salpêtrière, où l'on constate : état d'obnubilation intellectuelle très prononcé, vomissements porracés très abondants, céphalée continue avec exacerbation par crise, arrachant des cris à la malade, palpation de l'abdomen douloureuse, rétention d'urine, la vessie remontant à l'ombilic, incontinence des matières, pas de paralysie, réflexes normaux.

Ponction lombaire : liquide clair, nombreux lymphocytes.

Dans les jours suivants, amélioration très lente.

Après dix jours la malade peut raconter son histoire.

17 mars. — La céphalée ne se présente plus que par crises espacées de trois à quatre jours, surtout nocturnes, la rétention d'urine a fait place à de l'incontinence, incontinence des matières. L'état intellectuel est toujours très déprimé. La malade répond à peu près correctement aux questions, aucune spontanéité, ne peut ni lire ni écrire.

Troubles trophiques. — On a publié quelques observations de troubles trophiques du côté de la peau à la suite d'anesthésie lombaire.

Mayer (résumé par Fredet) :

Femme de 59 ans, atteinte de cancer inopérable du col, subit une opération palliative, sous anesthésie rachidienne (création d'une fistule recto-vaginale, avec fermeture de la vulve, selon la méthode de Kustner). On injecte entre la première et la deuxième lombaire 8 centigrammes de stovaïne additionnée de 0,0003 d'adrénaline.

Trois jours après se montrent de chaque côté de l'ombilic des taches à peu près symétriques. Rapidement ces taches, d'apparence ecchymotique, sont cernées par un liséré rouge, large de 2 millimètres environ ; l'épiderme est soulevé par des vésicules, et prend une coloration jaunâtre puis il se nécrose, du centre à la périphérie. A cette phase on observe des ulcérations à fond plat, entourées d'un liséré jaunâtre et d'une collerette rouge.

La zone jaunâtre se détruisant peu à peu, les ulcères finissent par n'avoir plus qu'une bordure rouge. Leur fond lardacé se couvre par places de croûtes brunes.

La guérison a été extrêmement longue.

Dix semaines après le début, il y avait encore des croûtes. Au niveau des ulcères persistent des taches pigmentées de brun.

Mayer admet que les accidents ci-dessus décrits sont d'ordre trophique et engendrés par des lésions du système nerveux central, consécutives à l'injection intra-rachidienne ; il les compare à ceux qu'on observe au cours de la poliomyélite antérieure, de la syringomyélie ou du tabes.

Étant donné le lieu de la ponction et la situation des ulcérations cutanées, il faut sans doute considérer les lésions provoquées par l'injection intrarachidienne comme dues à la toxicité de la stovaïne ou surtout de l'adrénaline ; on ne saurait les attribuer à des causes mécaniques.

Goldmann, résumé :

Homme, 52 ans, opéré le 31 août 1906 de hernie étranglée avec résection, et resté sous chloroforme pendant deux heures, revient le 22 octobre pour se faire opérer d'une petite hernie du côté opposé. Rien de pathologique si ce n'est un degré accentué d'artériosclérose.

Injection de novocaïne, 2 centimètres cubes : probablement : 10 centigrammes. Adrénaline. Anesthésie parfaite.

L'anesthésie dura environ cinq heures, puis apparurent des

douleurs dans les pieds et les mollets qui, le lendemain, furent très intenses.

Douleurs à la tête, au dos, aux membres supérieurs, à la nuque, qui disparaissent après seize jours.

Grandes douleurs dans les talons qui ne purent être calmées que par de fortes doses de morphine.

Le deuxième jour après l'opération, les talons avaient pris une couleur blanc de neige.

Le matin du troisième jour, apparition d'une phlyctène bleu noirâtre, de contenu hémorragique.

Le quatrième jour, la peau était momifiée sur la largeur d'une paume de main ; la peau sphacélée s'élimina lentement ; il resta deux pertes de substance qui guérirent lentement.

L'examen neurologique et électrique ne montra rien d'important.

La douleur dans les jambes a persisté, et le malade est en état de dépression psychique.

Morton :

Homme, 65 ans, greffe sur ulcère variqueux. Cœur sain, ni sucre ni albumine.

Stovaïne, 6 centigrammes. Adrénaline, 0,005.

Pendant l'opération, collapsus sérieux.

Quatre et six jours après, apparition de deux plaques de sphacèle, de 3 centimètres sous un pied.

L'auteur attribue cet accident à l'adrénaline.

Südeck présente à la réunion des chirurgiens du Nord-Ouest de l'Allemagne les moulages et la photographie en couleur d'une gangrène symétrique des deux pieds, développée dans le domaine du musculo-cutané, et l'attribue à l'anesthésie lombaire.

Ces accidents sont en somme très rares, passagers, et sont surtout intéressants par la difficulté où l'on est de les expliquer. Dans tous les cas suffisamment décrits on

a injecté de l'adrénaline. Beaucoup d'auteurs en font la
cause essentielle de ces lésions. Par quel mécanisme?
Nous pouvons dire que c'est par une action sur les fibres
trophiques ou vaso-moteurs du nerf radiculaire, mais ce
n'est là qu'une apparence d'explication, comme la plupart de celles que nous offre la pathogénie.

A côté des gangrènes cutanées, nous devons citer les
faits d'escarre sacrée (*décubitus acutus*) signalés en
1908 par Delbet, qui en cite deux cas à la Société de
Chirurgie de Paris. Mais la pathogénie des cas est dis-
cutable à cause des graves lésions infectieuses qui les
accompagnaient.

Holzbach a vu dans trois cas :

A la suite d'anesthésie lombaire apparut dans la région fes-
sière une plaque d'infiltration cutanée avec teinte érysipélateuse,
large comme une pièce d'un thaler, complètement insensible, et
ayant disparu en quatre semaines spontanément.

Dans un autre cas il a vu une large phlyctène de la région
péronière gauche, dans un cas où il ne pouvait pas être question de brûlure.

Il signale en passant la fréquence relative de ces brûlures du
second degré, dues à des bouillottes trop chaudes, que les malades ne sentent pas.

Nous en avons vu un cas.

Bilanchioni en a publié récemment trois cas de
troubles trophiques ; dans tous il a été injecté : stovaïne,
10 centigrammes, acide lactique, traces.

Homme, 25 ans. Hernie inguinale. Après l'opération, céphalée, fièvre, parésie vésicale.

Le quatrième jour apparition de la perte de substance, le pour-
tour n'est pas enflammé. Anesthésie et analgésie autour.

Femme, 50 ans. Abcès appendiculaire.

Après l'opération céphalée.

Le troisième jour ulcération sacrée latérale et droite, sans anesthésie autour.

Femme, 37 ans. Hystérectomie, le quatrième jour escarre, anesthésie autour.

Strauss qui rapporte ces observations, en présence de leur rareté, d'une description insuffisante de la technique suivie, pense que celle-ci doit être incriminée, mais il ne précise pas en quoi. Peut-être l'adjonction d'acide lactique est-elle en cause.

Markovitch :

Homme, 44 ans, forte constitution, hernie inguinale ; après l'opération, le malade est resté couché sur le dos, refusant de se mettre sur le côté par crainte d'accidents ; escarre sacrée qui guérit très vite sous l'influence du traitement.

L'auteur pense que l'escarre a été due à l'injection de tropacocaïne.

On a signalé des hémorragies post-opératoires par vaso-dilatation locale (Hohmeier, Schiff, Kopfstein) dont la réalité n'est pas bien établie.

Urologie. — La rachianesthésie modifie-t-elle les urines et en quoi ?

Albuminurie. — En 1906, Sonnenburg constate l'aggravation d'une néphrite préexistante.

En 1907, Veit pense qu'il y a albuminurie et lésions cellulaires du rein presque après chaque anesthésie.

En 1907, Schwartz publie la première étude systématique de la question :

Anesthésie à la stovaïne (4 cgr.), 60 cas.

Altérations rénales, 78 °/₀ des cas.

28 néphrites légères.

15 néphrites plus sérieuses (albumine 1 à 2 °/₀₀).

4 néphrites graves (albumine 2 à 7 °/₀₀).

Mais cette albuminurie est toujours passagère.

Durée moyenne six jours.

En 1908 *Hosemann* sur 60 cas de rachistovaïnisation (4 cgr.) arrive à des conclusions différentes et bien plus favorables à la méthode :

Albumine 2 fois.

Cylindres 4 fois.

Les lésions préexistantes du rein ne sont pas aggravées.

Czermack émet une opinion intermédiaire :

65 °/₀ des cas urine normale ;

20 °/₀ albumine ;

10 °/₀ albumine et leucocytes ;

3 °/₀ albumine et cylindres granuleux ;

1,7 albumine, cylindres et leucocytes.

Ces altérations apparaissent le jour de l'opération, durent de trois à sept jours et disparaissent toujours complètement.

Albarran publie la statistique suivante :

Urines normales avant : 14 cas.

     5 non modifiées,

     8 albumine,

     1 albumine et cylindres.

Albuminurie avant : 32 cas.

     21 augmentée,

     11 diminuée.

Holzbach, 36 cas : albuminurie passagère 17, pas de cylindrurie.

Chaput, Kendirdjy, Violet et Fischer admettent que la rachianesthésie est inoffensive pour le rein.

Hartleib étudiant la tropacocaïne conclut que les altérations rénales sont rares et insignifiantes.

De tous ces faits se dégage l'impression que si l'anesthésie lombaire, surtout avec la stovaïne, même avec la tropococaïne, n'est pas l'anesthésie absolument inoffensive pour le rein qu'on pourrait croire, du moins elle n'offre pas de danger sérieux pour cet organe, elle n'amène jamais ces destructions épthéliales massives que cause le chloroforme. Tel est l'avis des auteurs précédents, et aussi de Lindenstein, Borzecky, Boutkevitch, etc...

L'action sur l'urine des diabétiques est à peine connue, ce qui tient à la rareté relative des observations. Les faits sont peu nombreux et contradictoires :

Becker, Hohmeier citent des cas où la glycosurie s'accentue après anesthésie lombaire.

Strauss, Milko, Bearen, Schwarz, Adler, Munchmeyer, Violet et Fisher pensent que cette anesthésie n'a aucune action sur la glycosurie.

Je n'ai trouvé aucun document sur les altérations urinaires d'origine hépatique après rachianesthésie. Signalons enfin les hématuries, exceptionnelles (Mackenrodt, Alessandri).

Paralysies. — Les troubles de la sensibilité et de la motilité qui constituent l'anesthésie normale peuvent se prolonger et donner lieu à des paralysies, soit que les altérations que l'anesthésie a créées dans le système nerveux se réparent lentement, soit qu'une réaction méningée excessive et très longue laisse des séquelles plus ou moins tenaces.

Nous rapporterons ici les faits que nous avons pu réunir, tels que les ont présentés ceux qui les ont publiés, nous réservant de voir plus loin comment il faut les interpréter.

Ces faits sont de valeur très inégale, mais puisque ceux qui les ont publiés ont pensé qu'il s'agissait d'accidents de l'anesthésie lombaire, nous devons les citer ici :

Reynier (Laignel-Lavastine) :

Un homme à qui on avait fait de la rachistovaïnisation pour réduire une fracture bi-malléolaire.

Cet homme n'avait eu aucun accident immédiat mais un mois après il entrait dans le service de médecine de M. Landouzy, où M. Laignel le vit pour une paralysie complète des quatre membres et des muscles de la nuque. Il ne pouvait se lever ni tourner sa tête qui tombait en avant quand on le redressait, par le fait de sa paralysie il était comme une sorte de pantin articulé dont on a coupé les fils ; comme il n'avait pas de trouble de la sensibilité ou ne pouvait penser à l'hystérie.

Nélaton :

Il s'agissait d'un serrurier atteint de fistule anale. L'acte opératoire et les suites furent normales, mais trois mois après mon opéré devint paraplégique, et eut de l'incontinence de l'urine et des matières fécales et finalement succomba.

Legueu :

I. — Un malade âgé de 66 ans est opéré de double hernie inguinale. L'opération se passe sans accidents ; à la suite, le malade a des vomissements, une céphalalgie intense, il devient incontinent du côté vésical et du côté rectal. Les membres inférieurs sont non paralysés, mais parésiés. Les vomissements furent presque incessants pendant six semaines, sans que rien d'autre puisse expliquer cette complication et le malade, incontinent, cachectique et considérablement amaigri, meurt le 23 septembre d'une suite d'accidents, dont l'origine remonte directement à l'anesthésie. Une seule des hernies a été secondairement infectée par l'incontinence et a suppuré superficiellement.

II. — Un malade âgé de 30 ans est opéré d'un cure radicale le 11 mars 1907, il sort le 6 avril, mais il revient trois mois après avec de l'incontinence d'urine, un prolapsus rectal très accentué dû à un relâchement considérable du sphincter. En outre il a de la paraplégie partielle, il marche avec deux cannes comme un ataxique, et la sensibilité est diminuée sur les membres inférieurs.

Delbet :

Homme, 36 ans, stovaïne 7 centigrammes, opération insignifiante sur la jambe. L'après-midi il a des crises épileptiformes subintrantes et il perd connaissance. Il reste comateux pendant dix-huit heures avec des pupilles extrêmement contractées. L'état est alarmant pendant vingt-quatre heures. Puis l'orage passe après quelques jours d'émission involontaire de l'urine et des matières ; le malade se remet et il quitte l'hôpital dans un état à peu près satisfaisant. Mais il a été revu un an après, on me dit qu'il n'a pu reprendre aucun travail, qu'il a l'aspect d'un vieillard avec le chef branlant, les bras ballants et les jambes chancelantes.

Trautenroth :

Femme, 39 ans, V-pare, forceps, ponction entre le premier et le deuxième espace lombaire. Pas de liquide, on injecte un demi-milligramme d'adrénaline.

Nouvelle piqûre, entre les deuxième et troisième espaces,écoulement de liquide, injection d'adrénaline et 6 centigrammes de stovaïne.

Anesthésie rapide et très haute jusqu'au cou.

Dix minutes après l'injection, malaise, cyanose, respiration lente et superficielle, connaissance disparaît par moment.

Sensibilité et motilité reviennent lentement.

Le lendemain lourdeur de la jambe droite.

25 septembre. — Céphalée extrême, douleurs de la nuque, jambe droite endormie.

29 septembre. — Dans la nuit, la malade eut soudain la sensation d'avoir le corps traversé par un courant électrique.

La douleur de la nuque et de l'occiput n'apparaît que lorsque la malade se dresse sur son lit, elle ne peut pas rester assise.

Le lendemain la jambe et la fesse droites sont raides et glacées. Hyperesthésie de la jambe droite.

Témpérature normale.

6 octobre. — Quatorze jours après l'opération, apparition de douleurs lombaires droites excessives, qui s'irradient en tous sens, augmentées par les mouvements, les secousses.

La fesse et la jambe droites sont toujours glacées.

Peu à peu raideur des jambes, légère exagération des réflexes à droite.

A partir du 18 octobre, amélioration. Le 17 octobre, cinq semaines après l'opération, elle peut quitter le lit; le 22 novembre elle marche péniblement, les accidents continuent atténués pendant plusieurs semaines, il s'agit toujours de douleurs lombaires, de raideur du dos et des jambes, surtout à droite, de sensation de froid et d'engourdissement.

Henking :

Un cas de paresse de la jambe gauche ayant duré cinq jours.

Un cas de douleurs dans les deux jambes ayant duré quelques jours.

Decroly :

Homme, 8 piqûres avant de pouvoir injecter.
Incontinence d'urine.
Incontinence anale.
Lourdeur d'une jambe.

Lanz :

Paralysie du long péronier latéral, durant douze semaines.

Borzecky :

I. — Officier. Hernie. Fourmillements, élancements qui rendent la marche difficile ; ne peut plus faire son service.

II. — Homme, 34 ans, hernie. Faiblesse, jambes endormies,
le soir œdème des malléoles depuis dix-huit mois.

III. — Homme, 49 ans, hydrocèle.
Vertige, ne peut se pencher et se redresser brusquement.
Sensation de tête vide, facultés diminuées.

IV. — Homme, 37 ans, hernie. Depuis l'opération (3 mois),
jambes endormies, douleurs rachidiennes souvent très vives.
Hyperesthésie de la face interne de la cuisse gauche.

V. — Homme, 56 ans, cancer anal.
Douleurs de la nuque, vertiges depuis trois mois.

VI. — Homme, 48 ans, hernie. Hypoesthésie dans le domaine
du cubital gauche depuis trois mois, main endormie.

Le Dentu :

Paralysie des muscles de l'épaule ayant duré quinze jours à
trois semaines.

Zwar :

Homme, 29 ans, stovaïne. Après l'opération, rétention d'urine de quatre jours, puis incontinence d'urine et de matières. Paraplégie spasmodique qui dure quelques semaines.

Michelson :

I. —Homme nerveux et angoissé. Appendicectomie, stovaïne 5 centigrammes.

Quatorze jours après, céphalée, rachialgie intense, parésie des deux jambes pendant dix jours.

L'auteur discute l'hystérie et l'élimine.

II. — Homme. Stovaïne. Après l'opération, céphalée accompagnée de parésie et de sensations paresthésiques dans le domaine du cubital des deux côtés.

Heintz :

Un cas de paralysie du sciatique poplité externe durant plusieurs semaines.

Dujarier :

I. — Homme, 36 ans, 2 interventions à un mois d'intervalle, avec 7 puis 10 centigrammes de stovaïne. Rétention puis incontinence des urines et des matières. Persistance de cet état au bout de huit mois.

II. — Homme, 36 ans. Stovaïne, dysurie, douleur dans les jambes, anesthésie ; un an après, rétention d'urine et incontinence des matières.

Sphincters.

Demoulin :

I. — Homme, 60 ans. Amputation de jambe, il a eu pendant cinq mois des troubles de la miction, il sentait le besoin d'uriner, mais devait attendre quelques instants avant de le satisfaire. Le jet d'urine était faible et sans force. Aujourd'hui tout de ce côté est rentré dans l'ordre, mais le blessé conserve de l'anesthésie périnéo-scrotale.

II. — Homme, 23 ans, tuberculose sous-cutanée de la cuisse. Après avoir eu de la rétention complète d'urine pendant sept jours, il ne put aller à la selle que le cinquième jour, après l'administration d'un second purgatif, le premier pris la veille n'ayant pas donné d'évacuation. Notre opéré a quitté le service au bout de deux mois conservant de la paresse de la miction, de la constipation.

Delbet :

L'incontinence post-opératoire des matières fécales a été notée cinq fois. Elle n'a jamais persisté plus de quelques jours, mais c'est assez pour qu'elle soit fâcheuse dans les opérations portant sur le périnée.

Beurnier :

Un cas de paralysie des sphincters vésical et anal, ayant persisté deux mois au moins, le malade ayant été perdu de vue à cette époque.

Henking :

Un cas d'incontinence d'urine durant huit jours.
Un cas d'incontinence rectale durant dix jours.

Paralysies oculaires

Les paralysies oculaires, et surtout du moteur oculaire externe, sont une suite rare, mais non exceptionnelle de l'anesthésie lombaire.

Signalées par Adam, elles ont été étudiées par Rœder,

Feilchenfeld, Strauss, Ach, Mingazzini, Gontermann, Wendell-Reber. Strauss en 1906 en réunit 32 cas, 22 avec la stovaïne, 8 avec la novocaïne, 2 avec la tropacocaïne. Violet et Fisher en 1910 en citent 44 cas. Nous en avons trouvé quelques nouveaux dans la littérature.

Hœrmann :

Femme, 21 ans. Hernie inguinale droite et rétroflexion.
2 novembre 1907. — Alexander et Bassini.
Tropacocaïne 5 centigrammes, anesthésie parfaite, aucun incident.
4 novembre. — Céphalée, vomissements, réflexes très exagérés.
5 novembre. — Diplopie. Douleurs dans la jambe gauche.
21 novembre. — Forte céphalée.
22 novembre. — Ponction, on retire 10 centimètres cubes de liquide trouble.
Diplocoque ne prenant pas le Gram, ressemblant au méningocoque mais réaction d'agglutination négative.
Staphylocoque et coccus indéterminé (impureté).
Évolution de la méningite qui guérit.
Ce cas ne peut pas être compté comme paralysie oculaire, c'est une méningite de pathogénie douteuse.

Femme, 35 ans. Fibrome.
18 juillet 1907. — Hystérectomie vaginale.
Morphine 3 centigrammes.
Scopolamine 0,0006.
Tropococaïne 5 centigrammes.
19 juillet. — État excellent.
20 juillet. — Début de la céphalée.
Le soir, tout à coup fortes douleurs dans la tête et la nuque, pendant quatorze heures, trouble de la conscience, état d'excitation. Secousses cloniques des muscles.

23 juillet. — Pendant la nuit, la malade se lève, erre dans la salle et veut se coucher dans les lits voisins.

25 juillet. — Diplopie; pupille gauche plus large que la droite, et paralysie du moteur oculaire externe gauche.

Légère raideur de la nuque, Krenig, hypoesthésie.

30 juillet. — Hallucinations, veut aller en chemin de fer, croit que son enfant est mort, le voit couché dans son sang.

6 août. — Le délire continue ; dit être allée chez elle et avoir vu son enfant assassiné, raconte avec précision son hallucination.

23 août. — Guérison.

Kræpelin qui a examiné la malade, croit à une action toxique de l'anesthésique.

Badendorf :

Homme, 58 ans.
Tropococaïne 5 centigrammes.
Date de la paralysie du VI droit : le dixième jour
Durée : huit jours.

Rœder :

I. — Homme, 45 ans, hémorroïdes.
Stovaïne 4 centigrammes.
Adrénaline 0,00013.
Le quatrième jour, céphalée passagère.
Le douzième jour, diplopie paralysie de VI gauche.
Guérison spontanée.

II. — Femme, 25 ans, annexite droite.
Même anesthésie.
Bascule immédiate.
Anesthésie insuffisante à la fin, éther. Suites bonnes, sauf légère bronchopneumonie.
Le douzième jour diplopie quand la malade regarde à gauche.
Après deux jours amélioration.
Après douze jours guérison.

Ach, 4 cas :

Stovaïne, 3 fois.

Tropacocaïne, 1 fois.

Trois fois unilatérale, une fois bilatérale.

Date; 8e, 4e, 7e, 11e jour.

Durée: 21, 13, 6, 8 jours.

Symptômes associés: céphalée, douleurs à la nuque, insomnie.

Mingazzini :

Malade éthylique, hystérique, atteint de varicocèle.

1er mai. — Anesthésie : stovaïne, acide lactique.

Le lendemain, céphalée.

Le troisième jour, chute de la paupière gauche, diplopie. L'examen montre une paralysie parcellaire du moteur oculaire commun gauche.

Analgésie périoculaire.

26 juillet. — Ptoses droits augmenté.

Douleur dans l'oreille gauche.

Légère paralysie faciale gauche.

23 janvier 1908. — Même état.

Les troubles moteurs très complexes observés dans ce cas sont
appelés par l'auteur ophtalmoplégie externe bilatérale, appartenant à un syndrome myasthénique d'Erb Goldflam, l'auteur
croit pouvoir éliminer l'hystérie.

Gontermann :

Homme, 55 ans, bien portant, non syphilitique, fistule scrotale.

Tropacocaïne 0,0625 sans adrénaline entre première et
deuxième vertèbre lombaire, anesthésie parfaite mais trop courte.
Anesthésie générale à la fin.

Pendant huit jours, céphalée et douleur de la nuque.

Le huitième jour, diplopie, paralysie de l'œil gauche et un peu
du droit.

Galvanisation sans résultat pendant trois semaines, puis amélioration et guérison après six semaines.

Wiener et de Grauwe :

II. — Femme, suture de la rotule, tropacocaïne 5 centigrammes, insuffisante; chloroforme : apparition le septième jour. Guérison spontanée.

Blanluet et Caron :

51 ans, stovaïne, 5 centigrammes.
Cinquième jour, douleur de la nuque.
Douzième jour, diplopie, paralysie du VI droit.

Zwar :

Deux cas de paralysie de VI. Dans un cas, persistait après un an.

Rieck :

Tropacocaïne, deux paralysies de VI, dix jours après l'opération. Guérison en quatre à cinq semaines.

Borzecki :

Deux cas (stovaïne).

Henking :

Un cas (novocaïne).

Nous voyons donc qu'un malade anesthésié avec l'une quelconque des substances usuelles, stovaïne, novocaïne, tropacocaïne, présente des signes d'irritation méningée. Huit, dix, quinze jours après l'injection, il présente de la diplopie. En examinant, on constate qu'il y a une paralysie oculaire, portant le plus souvent sur le moteur oculaire externe seul, quelquefois sur certaines fibres du moteur oculaire commun. Quelquefois le pathétique est intéressé.

Cette paralysie dure de huit jours à un mois, puis disparaît progressivement.

Dans le seul cas de Zwar la paralysie persistait encore après un an.

LA MORT APRÈS L'ANESTHÉSIE LOMBAIRE

Nous l'étudierons comme les autres accidents, en examinant tous les cas que nous avons pu réunir, sans chercher à savoir jusqu'à quel point la mort est due à l'anesthésie ou à l'état antérieur du sujet. Nous accumulons des observations. Nous en ferons la critique plus loin.

Nous étudions séparément :

1° La mort immédiatement consécutive à l'injection ;
2° — retardée de quelques heures ;
3° — après paralysie ;
4° — par apoplexie ;
5° — par méningite ;
6° — par coma diabétique.

Delbet :

II. — Femme, 75 ans, hernie ombilicale étranglée depuis huit jours. Emphysème. Bronchite. Stovaïne 8 centigrammes. Opération simple J'achevais les sutures quand la malade qui avait cessé de parler depuis une ou deux minutes cessa aussi de respirer ; le cœur battait toujours. La respiration reprit et s'arrêta plusieurs fois jusqu'au moment où elle s'arrêta définitivement.

Munchmeyer :

Il s'agissait d'un homme de 49 ans qui devait être opéré le

24 juillet 1906 pour empyème : il s'agissait d'une fistule pleurale avec écoulement de pus à la suite d'un empyème de nécessité. En outre l'empyème s'était ouvert dans le poumon, de sorte que le patient depuis quatorze jours crachait une grande quantité de pus.

Injection de 5 centigrammes de stovaïne.

Après deux à trois minutes d'inversion accentuée, l'analgésie s'étendait jusqu'aux mamelons.

Alors qu'on allait commencer l'opération, le malade fut pris brusquement d'un accès de toux, et se plaignit de ne pas pouvoir cracher. Comme déjà dans le décubitus gauche l'expectoration était très gênée, il fut couché sur le côté droit ; la toux cessa, mais apparut la sensation de manque d'air, le besoin de respirer, et enfin la paralysie respiratoire.

La respiration artificielle et les excitants restèrent sans effet. Trachéotomie, respiration artificielle, mort avec l'apparence d'une paralysie respiratoire. Pas d'autopsie.

L'auteur rapporte ce fait comme un cas de mort par la stovaïne un peu douteux : il ne peut pas éliminer complètement une asphyxie due aux lésions pleuropulmonaires.

Michelson :

I. — Femme, 50 ans, hernie ombilicale étranglée depuis la veille.

Petite femme, très grosse, température normale, pouls assez plein, régulier, langue nette, un peu sèche.

Poumons et cœur bons, albuminurie abondante.

Stovaïne 6 centigrammes. Inversion. Bonne anesthésie.

Peu après le début de l'opération, la malade commence à aller mal ; on supprime l'inversion, sans résultat.

Cyanose. Arrêt de la respiration et du pouls.

Respiration artificielle, massage du cœur sans résultat.

L'opération n'avait été que jusqu'à l'ouverture du sac.

Pas d'autopsie.

AUTEURS	SEXE	AGE	MALADIE	SUBSTANCE	DOSE	MORT IMMÉDIATE. ACCIDENTS
Chaput	H.	»	Pleurésie purulente.	Stovaïne.	»	Mort au début de l'opération.
Deetz	H.	72	Péritonite aiguë.	Stovaïne. Adrénaline.	0.07	Mort de collapsus 7' après l'injection.
Kreke	H.	70	Hernie étranglée.	Stovaïne.	0.05	Collapsus au moment du débridement de l'anneau.
Krönig	F.	»	Cancer utérin. Cardiopathie: Bronchite.	Scopolamine. Morphine. Stovaïne.	»	Collapsus après 1 h. 1/2 d'opération.
Bier Bönitz	H.	75	Cancer pénien. Cachexie.	Tropococaïne.	0.13	Paralysie respiratoire.
Freund	F.	75	Myome. Cachexie.	Stovaïne. Adrénaline.	0.08	Paralysie respiratoire. Mort 8' après l'injection.
Veit	H.	63	Hypertrophie prostatiq.	Stovaïne.	0.07	Mort subite 3' après l'injection.
Sellheim	F.	»	Césarienne.	Stovaïne.	0.08	Paralysie respiratoire 5' après l'injection.
Delbet	H.	71	Hernie étranglée. Mourant.	Stovaïne.	0.07	Paralysie respiratoire
»	F.	75	Hernie ombilicale étranglée de 8 jours.	Stovaïne.	0.08	Paralysie respiratoire
Beurnier	F.	»	»	Stovaïne.	»	Mort quelques instants après l'injection.
Körte	F.	71	Hernie crurale étranglée.	Alypine. Adrénaline.	»	Mort en 20 minutes.

Kader	»	»	Opération sur l'estomac. Malade exsangue.	Stovaïne.	0.07	Mort au moment des tractions sur l'estomac.
»	»	»	Pleurésie purulente.	Stovaïne.	»	»
»	»	»	Cancer du péritoine.	Stovaïne.	»	»
Munchmeyer	H.	49	Empyème.	Stovaïne.	0.05	Paralysie respiratoire.
»	H.	72	Péritonite aiguë *In extremis.*	Stovaïne.	»	Collapsus 6' après injection.
Frantz	F.	76	Cancer utérin.	Stovaïne.	»	Mort après 1 h. 1/2 d'opération. Bronchopneumonie.
Pringle	»	»	Hernie omb. étranglée. Mauvais état.	Stovaïne.	0.06	Mort à la fin.
Brunning	»	»	»	»	»	Syncope respiratoire.
Hop. Charlottenburg	H.	79	Cancer rectal. Occlusion	Novocaïne.	»	Collapsus 10' après injection.
Brentano	F.	71	Hernie ombilicale étran-glée.	Alypine.	0.04	Collapsus. Mort 10' après l'injection.
Bumm	»	»	Césarienne.	Stovaïne.	»	»
Mackenrodt	F.	»	Inondation péritonéale.	Stovaïne.	»	»
Gabbet	H.	40	Eléphantiasis du scrotum	Novocaïne. Strychnine.	0.30 0.003	Collapsus. Mort 10' après l'injection.
Millward	H.	50	Occlusion intestinale de 8 jours.	Stovaïne. Strychnine.	0.10 0.001	Collapsus. Mort 10' après l'injection.
Bier	H.	40	Hernie. Obésité.	Tropococaïne.	0.10	»
Goldschwend	H.	66	Hernie inguinale étran-glée. Résection.	Tropococaïne.	0.12	Paralysie respirat. 3/4 d'heure après l'injection.

AUTEURS	SEXE	AGE	MALADIE	SUBSTANCE	DOSE	MORT IMMÉDIATE. ACCIDENTS
Michelson............	F.	50	Hernie ombilicale étranglée.	Stovaïne.	0.06	Paralysie respiratoire.
»	H.	56	Hernie inguinale étranglée, 12 heures	Stovaïne.	0.056	Paralysie respiratoire. Mort 12' après l'injection.
»	H.	22	Tuberculose ganglionnaire inguinale.	Scopolamine. Morphine. Stovaïne.	0.0005 0.01 0.056	Hémorrhagie pendant l'opération. Collapsus.
»	H.	37	Ulcère de l'estomac. Sténose pylorique.	Scopolamine. Morphine. Stovaïne.	0.0005 0.01 0.056	Collapsus (réflexe ?)
Reynolds........... ...	F.	18	»	Eucaïne.	0.07	Collapsus.
Hardouin........	H.	59	Hernie inguinale étranglée, 20 heures. Bon état.	Stovaïne.	0.07	Collapsus.
Steinthal.............	H.	63	Cathétérisme uréthral.	Stovaïne.	0.07	Collapsus.
Hartmann.............	»	»	»	Stovaïne.	0.07	Collapsus.

II — Homme, 56 ans, hernie inguinale étranglée depuis la veille au soir (environ 12 heures).

Homme bien constitué, état général passable.

Température 37°3. Pouls 104, de plénitude moyenne.

Bruits du cœur un peu sourds.

Stovaïne 5 cent. 6, entre deuxième et troisième vertèbre lombaire.

Inclinaison pendant cinq minutes.

On commence l'opération. Après l'ouverture du sac, quand on attire l'anse étranglée, la respiration devient pénible. Puis elle s'arrête tout à fait, le pouls faiblit.

Respiration artificielle et massage du cœur sans succès. Mort douze minutes après l'injection.

Autopsie. — Rien qui puisse expliquer la mort.

III. — Homme, 22 ans. Ganglions tuberculeux de la région iliaque droite. Homme de taille moyenne, très fortement bâti. Température 36°4. Pouls 86, fort.

Cœur et poumons sains.

Anesthésie : Morphine 1 centigramme ; scopolamine 0,0005 ; stovaïne, 0,056.

Injection entre la première et la deuxième lombaire. Le liquide sort en jet. Inclinaison.

Anesthésie complète, vomissement au commencement de l'opération, pâleur de la face.

Blessure de la veine iliaque externe, essai de suture, ligature double.

Le malade a perdu environ 300 grammes de sang.

Collapsus. Huile camphrée, 1 litre de sérum sous-cutané. Mort à la fin de l'opération. Autopsie.

L'auteur attribue la mort à l'action combinée de la stovaïne et de l'hémorragie. Ce fait est à rapprocher des cas de Kader et de Mackenrodt à des malades exsangues ont succombé à l'anesthésie lombaire.

IV. — Homme, 37 ans, ulcère de l'estomac, sténose pylorique, gastro-entérostomie.

Malade depuis trois ans, sténose accentuée depuis trois semaines, ne garde plus rien, a beaucoup maigri.

Température 36°6. Pouls 86, régulier, assez fort.

Cœur et poumons normaux.

Anesthésie : Morphine, 1 centigramme ; scopolamine, 0,0005 ; stovaïne, 0,056.

Piqûre entre la première et la deuxième lombaire, liquide clair, coule fort. Position horizontale.

Au bout de cinq minutes, l'anesthésie est suffisante. Cependant les tiraillements de l'estomac et du mésentère sont sentis douloureusement. Quand on attire l'estomac, le pouls s'arrête. Huile camphrée, le pouls revient, puis s'arrête encore.

Autopsie n'explique rien.

L'auteur attribue la mort à un réflexe douloureux, rendu possible par une anesthésie insuffisante.

Hardouin :

Homme, 59 ans, hernie inguinale étranglée de vingt heures. État général excellent. Pouls bien frappé 80.

Stovaïne, 7 centigrammes.

De suite après l'injection, le malade est couché horizontalement, la tête un peu soulevée. Trois minutes après, état de malaise, angoisse, pâleur, soupirs, nausées.

Caféine. Éther.

Au bout d'un quart d'heure le malade est comme mort, il fait une légère inspiration toutes les quinze secondes environ.

Respiration artificielle pendant vingt minutes.

Mort retardée

Hartmann :

Prostatectomie. Stovaïne 7 centigrammes. L'opérateur, éprouvant une certaine difficulté à pratiquer le toucher rectal, fait mettre un coussin sous le siège du malade. A ce moment précis l'opéré tombe dans un état lipothymique qui dure sept heures, et il meurt malgré tous les traitements mis en œuvre.

Bosse :

Amputation de cuisse. Stovaïne. Mort le soir de l'opération par asphyxie. *Autopsie :* ecchymoses de la plèvre.

Rehn :

Homme, 65 ans, taille sus-pubienne, après l'opération état de shock persistant et mort le troisième jour.

Hop. Charlottenburg :

Homme, 82 ans, prostatectomie. Collapsus pendant l'opération. Mort de shock le soir.

Pauchet :

Homme, 60 ans, papillome de la vessie opéré à 10 heures du matin, meurt à 3 heures du soir après un état syncopal progressif et accélération des mouvements respiratoires.

Meyer :

Il perdit deux malades de plus de 70 ans, cachectiques, qui firent du collapsus pendant l'opération, se remontèrent et succombèrent quarante-huit heures après.

Sonnenburg :

I. — Inondation péritonéale, femme exsangue, novocaïne ;
mort huit heures après l'opération.

II. — Femme. Sténose du pylore. Cachexie. Gastroentérostomie. Mort trois heures après.

Mort tardive

Paralysie. — La mort survenant à la suite d'accidents
paralytiques portant sur les jambes et les sphincters est
rare. Elle est due habituellement à la pyélonéphrite
ascendante (Legueu (obs. déjà citée); Brunning, Basse).

Apoplexie. — Elle est également un accident très rare,
on n'en trouve que quelques cas (Brunning, Michelson,
1 cas). *Cas personnel* (déjà cité).

Hématome

Borchardt :

Hypertrophie prostatique. Tropococaïne 6 centigrammes. Bascule.

A l'autopsie on trouve un hématome extra-dural qui remplis-
sait le canal depuis le point de la piqûre jusqu'à la deuxième
vertèbre cervicale.

Au moment de l'injection, il n'y avait eu aucun signe d'hémorragie.

Méningite

Sonnenburg :

Trois cas de mort survenus plusieurs jours après rachistovaï
nisation chez des malades septicémiques.

A l'autopsie méningite suppurée généralisée.

Dans un cas méningocoque.

Rehn :

Femme, 63 ans, prolapsus utérin.

Mort par méningite suppurée trente heures après l'intervention.

Kœnig :

Homme, 33 ans. Fracture de la rotule.

Stovaïne 6 centigrammes.

Six jours après, paralysie des membres inférieurs et du rectum.

Mort après trois mois. A l'autopsie méningite spinale.

Birnbaum :

Femme, 53 ans. Prolapsus total. Bien portante. Stovaïne,
dose (?).

Injection en position assise, puis on couche la malade la tête
haute.

Le soir, bavardage, subdélire. Puis signe de méningite. Mort
en neuf jours. Pas de ponction lombaire.

Autopsie. — Pas de méningite macroscopique. Artériosclérose intense.

Chambard   7

Méningite tuberculeuse

Homme 36 ans.

Trois opérations sur un épididyme tuberculeux (1er février 8 mars, 4 avril).

Stovaïne 3, 2, 3 centigrammes.

Bonne anesthésie, sans incidents chaque fois.

Maladie actuelle. — Début de la céphalée, 25 avril. Premier vomissement, 1er mai.

Examen le 5 mai 1910. — Température 37°.

Pouls lent, environ 60. Pas fort, sans hypertension, intervalles inégaux.

Céphalée frontale, bilatérale, intense, continue, pas augmentée par la pression, ni sur les nerfs, ni sur les sinus.

Depuis la veille il souffre aussi dans la région occipitale.

Vomissements nauséeux, bilieux, peu abondants.

Pas de contracture.

Pas de raideur de la nuque.

Pas de Kernig.

Réflexes tendineux normaux.

Attitude de douleur, d'obnubilation intellectuelle.

Exagération considérable du réflexe abdominal.

Ponction. — *Position couchée.* — Hypertension énorme qui oblige à modérer la sortie du liquide. On retire 20 centimètres cubes de liquide clair.

Lymphocytose discrète mais réelle.

Le 6 mai. — Amélioration sensible, souffre encore, a revomi, pouls lent.

Le 7 mai. — Céphalée intense, agitation, subdélire.

Hyperesthésie. Pouls lent. Température 37°.

Ponction : 20 centimètres cubes, lymphocytose discrète.

L'après-midi, amélioration considérable. Céphalée légère.

Lucidité parfaite. Calme. Pouls normal.

Le 8 mai. — L'amélioration s'est maintenue jusqu'au matin. Puis agitation, subdélire, crise épileptiforme.

A midi : pouls un peu lent (60), abrutissement.

Position en chien de fusil, hyperesthésie.

Deuxième crise épileptiforme, pas de mouvement convulsif, mais raideur, inconscience, stertor, pendant une minute, puis réveil progressif.

Ponction : hypertension énorme, on retire environ 20 centimètres cubes.

Le 9 mai. — L'amélioration n'a pas été aussi nette hier qu'avant-hier, subdélire, agitation, carphologie. Pas de nouvelles attaques.

Pouls normal.

Pas de céphalée.

Pas de vomissement.

Pas de raideur.

Abrutissement, conservation de la conscience. Inégalité pupillaire. Abolition des réflexes rotuliens. Réflexe abdominal exagéré.

Dans le liquide de la veille on trouve des bacilles de Koch.

Mort quelques jours après avec des symptômes de méningite tuberculeuse.

Dans ce cas la méningite peut être due à une septicémie bacillaire consécutive aux opérations en foyer tuberculeux.

Mais ce malade qui a eu trois anesthésies lombaires, a fait une méningite où dominaient les symptômes d'hypersécrétion céphalo-rachidienne, ressemblant aux méningites aseptiques, avec un liquide clair et une lymphocytose discrète.

Sans qu'on puisse affirmer le rôle localisateur de l'anesthésie lombaire, il paraît prudent d'éviter les

anesthésies lombaires répétées surtout chez les tuberculeux.

Münchmeyer :

Femme, 21 ans, coxalgie, deux injections de glycérine iodo-
formée à dix-sept jours d'intervalle sous rachianesthésie. Meurt
cinq semaines après la dernière injection avec des symptômes d e
méningite tuberculeuse, peut-être manifestation de granulie.

Ponction lombaire, liquide clair, leucocytose, liquide stérile.
Pas d'autopsie

Coma diabétique.

Munchmeyer :

Homme, 64 ans, très gras, glycosurie abondante 30 °/₀₀, un
peu d'albumine. Vient en très mauvais état avec un grand abcès
appendiculaire au huitième jour de sa maladie.

Pouls faible et irrégulier 140.

Quelques minutes après l'injection, collapsus.

Dixième jour coma ; quatorzième jour mort.

Hohmeier cite un autre cas sans détails.

Telle est la statistique brute des morts consécutives
à l'anesthésie lombaire.

Un travail de critique est nécessaire pour examiner
dans chaque cas le mécanisme de la mort, et distinguer
les cas où l'anesthésie est vraiment responsable, de
ceux où une faute a été commise, et de ceux où le malade était mourant quand on l'a opéré.

CHAPITRE V

Pathogénie

Nous avons réuni dans le chapitre précédent, tous les accidents que nous avons rencontrés dans la littérature. Nous aurions pu faire le compte des cas d'anesthésie lombaire publiés, des accidents de toutes sortes signalés et faire une statistique totale indiquant la fréquence numérique des différents accidents et en particulier de la mort.

Une telle statistique ne signifierait absolument rien, car elle comprendrait des anesthésies exécutées suivant des techniques avec des substances, à des doses différentes. Elle mélangerait les statistiques d'auteurs expérimentés ayant une longue pratique de l'anesthésie lombaire avec celles de débutants, et surtout mélangerait les statistiques de ceux qui observent les indications et contre-indications avec celles des auteurs qui réservent l'anesthésie lombaire aux cas désespérés.

Les accidents que nous avons réunis sont nombreux parce qu'il n'y a pas de doctrine généralement acceptée sur la technique et les indications de l'anesthésie

lombaire. Tous ceux qui commencent à en faire font
eux-mêmes leur expérience, et c'est l'intérêt de ce chapitre des accidents, de nous montrer les erreurs commises
mises et les moyens de les éviter. Il ne nous enseigne
pas ce qu'est l'anesthésie lombaire mais ce qu'elle ne
doit pas être.

La plupart des auteurs se sont préoccupés de ces questions, et ont imaginé des complications techniques, en
général inutiles, quelquefois nuisibles.

Dès l'apparition de l'anesthésie lombaire, ses premiers partisans, MM. Tuffier, Chaput, Guinard, ont cherché à en éviter les effets fâcheux, immédiats ou secondaires. Petit à petit leur expérience s'est accrue, les
indications et contre-indications se sont précisées,
la pathogénie des accidents s'est éclaircie, et il s'est
formé une technique complémentaire, qui comprend les
soins pré et post-opératoires, la prévention et le traitement des accidents. M. Chaput est celui qui a le plus
fait pour cette réalisation d'une anesthésie lombaire
bien réglée et inoffensive ; tous ses articles sont pleins
de cette préoccupation.

En Allemagne on a cherché le même résultat, en
essayant de faire intervenir la physiologie et l'expérimentation. On a voulu baser des variantes de technique sur la pression du liquide cephalique, sur la diffusion étudiée expérimentalement, sur le mouvement du
liquide céphalo-rachidien.

On a surtout cherché dans les associations médica-
menteuses des effets renforçateurs ou correctifs : de là
l'emploi du véronal, de la scopolamine-morphine, de la
strychnine, de l'acide lactique, de la gélatine ou de la

gomme, des ponctions hautes, des dilutions très étendues, des changements de position du corps. Tout cela, ainsi que l'essai fréquent de nouvelles substances, a nécessité beaucoup de tâtonnements, d'où beaucoup d'accidents.

Accidents immédiats.—Pâleur, sueur, malaise, nausées vomissements, collapsus passager ou mortel, sont des symptômes de même ordre, et dus à l'action de l'anesthésique sur les racines cervicales et bulbaires.

Quels que soient les rôles respectifs du phrénique, du sympathique et du pneumogastrique dans la genèse de ces troubles, tout se passe comme s'il y avait vaso-constriction et anémie bulbaire et cérébrale.

Les troubles sont purement circulatoires, dynamiques, donc curables par des moyens de même ordre agissant sur la circulation.

Avant l'anesthésie il faut que le malade ait mangé et bu normalement jusqu'à la veille au soir. Beaucoup de chirurgiens lui font faire un très léger repas le matin, ou du moins le laissent boire.

S'il est affaibli et en état d'inanition, il faudra lui injecter la veille, le matin de l'opération et même pendant celle-ci, une grande quantité de sérum. La méthode d'injection lente et continue dans le rectum pourra rendre ici de grands services.

Nous citerons ici le cas d'une femme atteinte de sténose du pylore par cancer de la vésicule biliaire qui était à la dernière limite de l'affaiblissement et qui après avoir reçu 3 litres de sérum et de la caféine, subit avec succès une gastroentérostomie avec 8 centigrammes de novocaïne. L'injection de sérum avant et pendant l'opération doit être la règle chez tous les ma-

lades intoxiqués, épuisés, inanitiés, en état d'hypotension.

Pendant l'opération si le malade pâlit un peu trop
ou se plaint de mal de mer, ou peut lui injecter 20 ou
40 centigrammes de caféine, et, s'il le faut, du sérum.
Certains chirurgiens font boire au malade du vin ou
du café.

Si les accidents vont jusqu'au collapsus grave, il faudra arrêter l'opération pour faire de la respiration artificielle, et injecter du sérum dans une veine.

Quelle est l'influence de la position de Trendelenburg
sur les accidents immédiats de l'anesthésie lombaire ?

Beaucoup d'auteurs en discutent sans apporter la lu-
mière. Seuls M. Polosson et ses élèves étudient complètement la question. Leur opinion se rapproche beaucoup
de ce qu'enseigne M. Chaput. La mise en bascule de
suite après l'injection fait remonter l'anesthésie et permet des opérations élevées avec une dose minima. C'est
pourquoi beaucoup d'auteurs l'ont employée systématiquement au moins à leurs débuts.

Cette bascule initiale est dangereuse ; elle provoque
des nausées, des malaises, de l'anxiété respiratoire peut-
être par paralysie du phrénique, et quelquefois du collapsus. Elle est accusée par Polosson, Hartmann, Bier,
Munchmeyer, surtout Michelson qui lui attribue trois
cas de mort. Presque tous les auteurs sont d'avis qu'il
faut y renoncer

La bascule tardive, après la vingtième minute, n'agit
plus sur l'anesthésie, ne cause plus d'accidents et est
un merveilleux moyen de combattre les troubles bulbaires et le collapsus menaçant. Violet et Fisher y insistent, nous l'avons vu souvent, avec M. Chaput. Si un

malade qui est pâle, anxieux, nauséeux, ou même plus
mal, à la fin d'une opération, est mis en bascule légère,
on voit la face se colorer, le malaise disparaître. Si la
connaissance avait disparu, elle revient, et l'opération
s'achève tranquillement.

Enfin quand le malade est reporté dans son lit, il doit
rester étendu à plat, immobile. S'il est pâle et mal à
son aise, on peut élever les pieds du lit pour lui maintenir la tête basse. S'il le faut, on lui injecte du sérum.
Il reste immobile toute la journée. Ensuite on peut lui
mettre un oreiller, mais il faut l'empêcher de s'asseoir
et de s'agiter pendant trois ou quatre jours. Cette règle
fondamentale est constamment négligée, et c'est une
des causes de la céphalée.

Les accidents tardifs, céphalée, rachialgie, méningite
aseptique, troubles trophiques et paralytiques, ont une
pathogénie double, si nous éliminons l'infection opératoire qui pour certains auteurs est la cause principale
de ces accidents, ce que nous ne croyons pas.

Réaction méningée. — Une méninge molle, particulièrement irritable dans laquelle on a injecté une substance
irritante réagit ; la tension du liquide céphalo-rachidien
augmente soit que sa sécrétion s'exagère, soit que son
élimination se ralentisse.

En même temps il se produit une pluie leucocytaire,
qui peut être assez abondante pour rendre le liquide
franchement trouble. Il se produit donc une méningite
au sens anatomique du mot. Nous avons vu que son
expression clinique est un syndrome d'hypertension aiguë qui peut être inquiétant.

Le traitement de ces états d'hypertension est la ponction lombaire évacuatrice, pratiquée d'abord par Au-

bourg, et sur laquelle M. Chaput ne cesse d'insister. Dans un grand nombre d'observations allemandes de céphalée et .de troubles méningitiques, aucune ponction n'a été faite ; on a donné de l'antipyrine ou de la morphine, et les troubles ont duré huit à dix jours et plus. Or en évacuant 10 à 20 centimètres cubes de liquide céphalo-rachidien suivant la force du jet, on arrète net presque toutes les céphalées. Quelquefois il faut deux ponctions.

De mème, les syndromes méningitiques que nous avons vus ont été arrètés par la ponction évacuatrice. Munchmeyer considérant que souvent la céphalée apparaît ou augmente quand le malade s'assied ou se lève, et que la ponction lombaire ne donne pas toujours de bons résultats, divise les faits en deux groupes : suivant qu'il s'agit d'hyper ou d'hypotension.

Il fait une ponction lombaire avec une aiguille reliée à un tube manométrique. Si la pression est forte, il enlève du liquide ; si elle est faible, il injecte du sérum sous la peau. L'injection de sérum a souvent fait disparaître la céphalée.

Action de l'anesthésie sur la substance nerveuse

L'anatomie pathologique de l'anesthésie rachidienne est encore mal connue ; nos connaissances sont basées sur des travaux expérimentaux de Wossidlo, Van Lier, Pandolfini, Nicoletti, Ogata, Spielmeyer, Klose et Vogt, et sur les examens de pièces humaines de Spielmeyer.

Altérations précoces et passagères (Ogota, Van Lier,

Wossidlo).— *Vossidlo* a expérimenté sur des lapins à qui il injectait par ponction lombaire, sans incision, une dose d'anesthésique trente fois supérieure à celle qu'on injecte à l'homme, toute proportion de poids gardée.

Il a injecté ainsi de la stovaïne, de la tropococaïne de la novocaïne, de l'alypine.

Il a obtenu les lésions chromatolytiques décelées par la méthode de Nissl: tuméfaction, puis ratatinement de la cellule, homogénisation du noyau qui devient excentrique, disparition d'abord périphérique puis totale des granulations de Nissl et coloration diffuse du protoplasma. Le processus allait plus ou moins loin suivant les cellules. Une heure après l'injection, les lésions étaient en activité, elles commençaient à se réparer après deux ou trois heures, et avaient complètement disparu après vingt-quatre heures.

Les cellules lésées siégeaient surtout à la partie inférieure de la moelle lombaire, où elles étaient très nombreuses. Les altérations diminuaient de bas en haut pour cesser en haut de la moelle dorsale.

Les lésions portaient surtout sur les cellules des cornes postérieures, moins sur celles des cornes antérieures.

Elles étaient nulles au niveau des ganglions spinaux.

Pas de lésion des fibres radiculaires et cordonales, ce qui est dû à ce que les animaux étaient sacrifiés trop tôt après l'injection.

Wassidlo en injectant une solution salée dans le liquide céphalo-rachidien, dans les mêmes conditions de volume et de pression, n'a réalisé aucune altération cellulaire. Il en conclut que c'est bien l'action irritante et toxique de l'anesthésique qui est la cause des lésions.

Malgré cela, les expériences de Wossidlo sont passibles de plusieurs reproches :

Les doses injectées sont proportionnellement énormes ;

Le lapin n'a que très peu de liquide céphalo-rachidien (en moyenne 2 cc.) ; son espace sous-arachnoïdien est réduit à une mince fente, les phénomènes mécaniques sont impossibles à éviter chez lui.

L'adjonction d'adrénaline laisse penser qu'elle a joué un rôle toxique, malgré l'avis contraire de l'auteur.

Les animaux ont été tués trop tôt pour qu'on pût étudier les lésions tardives.

Spielmeyer a étudié le système nerveux de treize hommes morts plus ou moins tard après anesthésie lombaire à la stovaïne (de 5 à 12 cgr.). Son étude est très consciencieuse, et pourtant ne nous apprend pas grand' chose. Les lésions de chromatolyse sont banales et traduisent toutes les souffrances du système nerveux. Même quand la stovaïne est la cause de la mort, elle crée des troubles respiratoires et circulatoires qui suffisent pour donner des lésions des cellules nerveuses.

Pour les accidents tardifs, il faudrait avoir l'étude complète des moelles de sujets ayant succombé aux progrès d'une paraplégie stovaïnique : une telle étude n'existe pas encore à notre connaissance.

Spielmeyer, Klose et Vogt ont fait des expériences sur des lapins, des chiens, des singes, dont les résultats sont assez concordants et complètent ceux de Von Lier et Wossidlo.

Après injection de stovaïne à dose proportionnellement voisine de celle qu'on emploie chez l'homme, on ne constate aucune altération cellulaire pendant les

premières heures. Au bout de soixante-douze heures,
les lésions sont en pleine évolution. Elles consistent,
en chromatolyse, et en un état particulier de la cellule
des cornes antérieures qui est tuméfiée au point d'avoir
deux ou trois fois son volume normal, et qui cesse de
se colorer. Tuméfaction avec achromatose ». Les cellules ainsi lésées étaient disséminées dans toute la hauteur du système nerveux, mais plus nombreuses en
bas.

Cette lésion ressemble à la dégénérescence que subis-
sent les cellules dont le cylindre-axe est coupé. Mais
en l'absence de lésions cylindraxiles les auteurs l'attribuent à l'action directe de la stovaïne.

Plus intéressantes sont les altérations des fibres nerveuses, visibles par la méthode de Marchi quand on a
sacrifié l'animal quinze jours après l'injection.

On peut voir alors : qu'il existe à la périphérie de la
moelle une zone où les fibres dégénérées sont nombreuses (dégénérescence marginale), et qu'il y a beaucoup de fibres dégénérées dans le cordon postérieur,
de sorte que les coupes transversales de la moelle ont
des caractères qui les rapprochent de celles du tabes.
« Toute méningite tend à déterminer dans la moelle, par
l'intermédiaire des lésions radiculaires, une dégénérescence de mode tabétique. » (Tinel.)

Nous pouvons conclure avec les auteurs de ces travaux expérimentaux que les anesthésiques injectés
dans le liquide céphalo-rachidien ont une action toxique directe sur les éléments nerveux, que la stovaïne
est la plus irritante de ces substances, la tropococaïne
et la novocaïne les moins nocives ; que, à cause de la
lenteur d'élimination, les anesthésiques, les racines et la

moelle restent plongés des heures dans une solution faible d'une substance toxique et irritante.

Les racines antérieures, compactes et pourvues de gaines de Schwann, résistent bien. Les racines postérieures dissociées résistent moins.

Le toxique pénètre dans la moelle en suivant les fibres des racines, d'où la lésion du cordon postérieur dont la fragilité est connue. Il pénètre aussi par voie lymphatique sur toute la périphérie de la moelle, où il produit des lésions superficielles de dégénérescence marginale.

Ces lésions sont à rapprocher des observations que nous rapportons plus haut. Il existe quelques cas où une anesthésie lombaire (surtout à la stovaïne) a été suivie de troubles persistants de la motilité, de la sensibilité et des sphincters, constituant un syndrome de myélite, aboutissant à des troubles trophiques, à l'infection urinaire, à la cachexie et à la mort. Le début a quelquefois été marqué par de la céphalée, de la rachialgie, du délire, qui font penser qu'il y a eu une forte réaction méningée, qui a disparu en quelques jours laissant la place à la paraplégie.

Celle-ci est évidemment due à l'exagération et à la persistance anormale des altérations cellulaires et peut-être à la dégénérescence des fibres nerveuses. Celle-ci n'a pas encore été décrite chez l'homme, mais il faut dire qu'on ne l'a pas cherchée puisqu'il n'existe pas d'autopsie complète d'un malade mort dans ces conditions.

Donc nous pouvons avoir chez un sujet prédisposé, ayant reçu une forte dose d'anesthésique : une méningite aseptique, des dégénérescences de fibres.

Ces deux facteurs sont à la base de tous les processus de sclérose du système nerveux, la méningite par l'accumulation des leucocytes autour des ganglions spinaux, des racines, de la moelle, et par l'organisation scléreuse du dépôt qu'ils forment, les dégénérescences par un processus irritatif, ou simplement en nécessitant la formation de tissu conjonctif de remplacement.

Mais la méningite syphilitique qui produit le tabes est permanente, comme les causes de sclérose du rein et du foie. Une altération unique et passagère, même violente, du foie, du rein, du système nerveux et aboutissant à la guérison, peut-elle laisser des séquelles qui seront le point de départ d'une sclérose qui évoluera lentement, alors que sa cause initiale aura disparu depuis longtemps ?

Rien, jusqu'à présent, ne permet de l'affirmer. D'autre part, les altérations des fibres radiculaires et médullaires n'ont pas encore été vues chez l'homme. Tant que leur existence n'aura pas été démontrée, toute discussion sur les scléroses tardives après rachianesthésie manquera de base. D'ailleurs, la clinique ne nous montre pas d'accidents tardifs tabétiformes, survenant après une période de latence.

La possibilité théorique d'une telle complication est souvent invoquée par les adversaires de l'anesthésie lombaire ; celle-ci a été pratiquée peut-être cent mille fois depuis dix ans. On ne connaît pas encore un cas de sclérose tardive tabétiforme rattachée à une rachianesthésie ancienne.

La pathogénie des paralysies oculaires enfin est difficile à élucider en l'absence d'autopsies. Comme certains auteurs ont vu des paralysies du moteur oculaire ex-

terne à la suite de la simple ponction lombaire (Quincke),
on a pensé que l'évacuation de liquide qui précède
l'injection déterminait une hémorragie dans le noyau
du nerf.

La plupart des auteurs admettent une action directe
du toxique sur le noyau du VI qui est particulièrement
exposé à cause de sa situation superficielle sur le plan-
cher du quatrième ventricule et dont la lésion est facilement apparente à cause du petit nombre de cellules qui
le composent.

Ces théories ne tiennent pas compte de l'apparition
tardive de ces paralysies au huitième ou dixième jour,
et c'est ce dernier point qui embarrasse les auteurs. Si
on considère que presque toujours ces paralysies sont
accompagnées de céphalée, douleurs à la nuque, etc., on
doit penser qu'elles sont en rapport avec un état d'irritation méningée, d'hypertension et d'exsudation leucocytaire, de méningite en un mot.

L'altération des fibres nerveuses, cause immédiate de
la paralysie, pourrait être due aux modifications de tension du liquide céphalo-rachidien et à la leucocytose,
ou plutôt à l'action par contact direct de l'anesthésique
dissous dans le liquide et dans lequel baigne le nerf
dans son long trajet autour du névraxe. Il se produirait
une lésion dégénérative, incomplète, passagère, suscep-
tible de régression. Nous avons vu déjà que ces lésions
n'apparaissent chez les animaux qu'après quelques jours.

Pourquoi le moteur oculaire externe est-il pris de
préférence aux autres ? Nous l'ignorons, et ne pouvons
que constater sa fragilité et son aptitude aux paralysies toxiques.

CHAPITRE VI

Indications

Les discussions sur les avantages et les inconvénients de l'anesthésie lombaire en général ne signifient pas grand'chose, et n'ont aucune portée pratique.

Ce qui est important c'est de s'adapter aux cas particuliers, et de choisir l'anesthésique qui paraît le moins dangereux dans chaque cas. Une propriété d'un mode d'anesthésique est utile dans une circonstance, nuisible dans une autre.

Suppression d'un anesthésiste. — C'est un avantage toujours invoqué par les partisans de l'anesthésie lombaire. Dans la chirurgie d'urgence et surtout à la campagne il peut être précieux (Pauchet). Mais 1° en cas d'anesthésie insuffisante ou trop courte, ou nulle d'emblée, il faudra un anesthésiste. Si on n'en a pas sous la main, ou peut être amené à faire donner le chloroforme ou l'éther par n'importe qui.

2° En cas d'alerte, de paralysie respiratoire, de collapsus, qui sont surtout fréquents dans la chirurgie d'urgence, il faudra quelqu'un pour injecter la caféine, le sérum, faire la respiration artificielle. A l'hôpital ou dans une clinique, le personnel y suffira ; à domicile le chirurgien isolé peut se trouver dans une situation terrible.

Responsabilité de l'opérateur. — Il est ennuyeux pour un chirurgien responsable de confier l'anesthésie à un aide qui n'est pas toujours expérimenté, car le chirurgien sera moralement et pratiquement responsable des alertes et des accidents de l'anesthésie.

Avec l'anesthésie lombaire il choisit la dose, fait lui-même l'injection et n'est responsable que de ses actes. Oui, mais il en est sérieusement responsable. D'abord l'anesthésie rachidienne étant considérée comme dangereuse, tout accident immédiat lui sera attribué, et le chirurgien sera blâmé de l'avoir employée. Ensuite les accidents qui se produisent ont un caractère d'intoxication bulbaire, qui frappe tout le monde. Le malade avait une hernie étranglée déjà ancienne et serait mort à coup sûr si on l'avait endormi au chloroforme, ou à l'éther; mais il serait mort normalement après avoir été opéré. Au contraire, quelques minutes après l'injection intrarachidienne, avant l'opération ou au début, il tombe dans le collapsus et meurt de paralysie respiratoire. L'anesthésie est seule responsable aux yeux de tous. De même en cas de paralysie persistante des membres inférieurs ou des sphincters et même en cas de troubles hystériques, car il importe peu que la paralysie soit organique ou non, l'important est que le malade rattache les troubles dont il se plaint à l'anesthésie et accuse le chirurgien.

La persistance de la conscience pendant l'opération est indifférente dans l'immense majorité des cas, d'au-

tant plus que le malade somnolent ne paraît pas s'y
intéresser.

Dans le cas de grande opération abdominale avec
forte position de Trendelenburg, difficulté, hémorragie, on comprend que l'état de veille du malade soit
fàcheux malgré le bandeau sur les yeux, le coton dans
les oreilles, et la scopolamine-morphine. Cependant si
l'anesthésie lombaire avait dans ces cas des avantages
importants, on pourrait négliger ces considérations.

Par contre, il est bon que le malade soit éveillé.
Quand on doit prendre au cours de l'opération une
décision mutilatrice: en cas d'opération sur le testicule
ou de fracture compliquée avec broiement de la jambe.
Le consentement du malade à une exérèse pourra lui
éviter une opération ultérieure à condition que ce consentement soit donné franchement et que le blessé ne
puisse pas dire plus tard qu'on a forcé sa volonté.

La résolution musculaire que donne l'injection intra-
rachidienne constitue dans certains cas une indication
majeure à son emploi : supposons un homme robuste,
alcoolique, ayant une fracture de Dupuytren avec dé-
placement (Hartmann). Il faut réduire, non pas à peu
près comme on fait trop souvent, mais exactement
comme la radiographie nous a appris à le faire. L'a-
nesthésie est indispensable, l'anesthésie lombaire est
incontestablement le meilleur procédé. Avec une dose
minime (stovaïne, tropococaïne 4 cgr. ; novocaïne 6 cgr.)
pratiquement inoffensive chez un sujet qui ne présente
pas de contre-indication d'ordre général, on obtient une
anesthésie et une paralysie absolues et durables. Quand
le sujet peut remuer, son plàtre est pris. Avec le chloroforme et l'éther, l'agitation du début et du réveil est

dangereuse. L'anesthésie locale qui peut quelquefois être utile, n'est pas paralysante. Les mêmes avantages peuvent se trouver dans une luxation de la hanche.

Suppression de certains réflexes. — L'action de l'anesthésie générale porte surtout sur les fonctions psychiques et s'étend plus ou moins loin dans le domaine des réflexes, assez loin pour que le malade ne réagisse pas à la douleur, pas assez loin pour qu'il meure par arrêt des réflexes respiratoires et circulatoires. Ceux-ci doivent persister et au cours d'un sommeil suffisant pour une opération, ils peuvent être troublés par une excitation douloureuse, particulièrement vive. La respiration se fait plus rapide et saccadée. Certaines excitations sont tellement vives qu'elles arrêtent net la respiration et la circulation. Tel est le cas de la dilatation anale, de certaines réductions de luxations, de certains redressements orthopédiques. Pour éviter ces accidents, il faut endormir à fond le malade. Or, l'anesthésie lombaire au lieu d'engourdir les centres d'association, coupe la voie sensitive du réflexe. Une excitation périphérique, si forte soit-elle, ne dépassera pas le nerf radiculaire, les centres bulbaires sont à l'abri.

Dans la dilatation anale, pour obtenir ce résultat il faut la dose minima d'anesthésique (stovaïne, 3 cgr. avec dilution dans 2 cc. de liquide céphalo-rachidien). Cette dose est inoffensive ; elle paralyse le sphincter strié qui se laisse dilater sans résistance, sans douleur, sans danger.

1. C'est dans la dilatation anale que la novocaïne nous a paru sensiblement moins active que la stovaïne.

De même certains chirurgiens font toute leur ortho-
pédie avec l'anesthésie lombaire (Jonnesco).

Indications générales. —Il y a toute une série de cas
où l'anesthésie générale est contre-indiquée et où l'anesthésie lombaire doit prendre sa place : malades cardiaques, pulmonaires, rénaux, hépatiques, diabétiques,
à condition bien entendu qu'il s'agisse d'opérations
rentrant dans le domaine d'une rachianesthésie pru-
dente.

Pauchet :

J'ai opéré récemment deux hernies ombilicales sphacélées
chez des sujets obèses, congestifs, avec œdème des bases pulmonaires. L'intervention a duré une heure et une heure et quart,
l'anesthésie a été complète et les malades ont guéri.

A deux reprises j'ai pratiqué la lithotritie chez des sujets cardiaques et pulmonaires, qui n'auraient pu supporter la narcose.
Enfin je signalerai le cas d'un malade atteint de tumeur sessile
de la vessie, que j'opérai il y a deux ans et demi.

Endormi à l'éther puis au chloroforme, il ne cessa de pousser
pendant l'opération malgré une anesthésie générale très bonne.
Dès que je touchais le trigone vésical, les efforts du malade fai-
saient bomber les parois de l'organe et gênaient terriblement
l'excision du néoplasme. Un an plus tard, la récidive survint ;
le patient fut réopéré sous l'anesthésie rachidienne. La seconde
opération fut éminemment facile. Pas un mouvement, pas un
réflexe ne gênaient les manœuvres. Depuis dix-huit mois il n'y
a pas eu de récidive.

Tuffier :

Mme L..., âgée de 48 ans, est entrée dans mon service, salle
Malgaigne n° 2, pour être opérée d'un cancer du col bien
limité et au début.

Le 24 octobre. — Un chirurgien tente une hystérectomie abdominale, mais cette femme cardiaque et grosse est prise, au cours de l'anesthésie et après ouverture du péritoine, d'accidents tels qu'après plusieurs tentatives de reprise d'opération, il doit refermer le ventre au plus vite sans toucher à l'utérus.

Le 15 décembre. — Je trouve cette femme obèse et l'examen médical fait par M. Mauté confirme le diagnostic d'insuffisance mitrale avec dégénérescence du muscle cardiaque.

L'épithélioma est très limité, les culs-de-sac sont libres, la lésion peut et doit être opérée.

Le 17, je fais la rachistovaïnisation lombaire de 5 centigrammes, je pratique l'hystérectomie vaginale.

L'opération est un peu laborieuse, parce que la vulve est relativement étroite, le corps utérin très volumineux et les annexes adhérentes à l'intestin. Tout se passa sans le moindre incident anesthésique ou opératoire.

Second :

Il s'agit d'une jeune femme atteinte d'une grave maladie du cœur, et que j'ai dû cependant laparotomiser il y a dix ans pour lui enlever une trompe suppurée.

La première bouffée de chloroforme fut suivie d'une syncope des plus inquiétantes. J'eus la chance de pouvoir enlever les annexes pendant la durée même de cette syncope, et de voir ensuite la respiration se rétablir; mais en vérité, c'est une chance que je n'oserais certes plus courir.

Or, il y a deux ans, cette malade toujours et plus que jamais cardiaque a eu besoin à quelques mois d'intervalle, de deux opérations abdominales, l'une motivée par la suppuration des annexes laissées en place il y a dix ans, l'autre pour la suture d'une éventration produite sous l'influence d'une chute.

Mon collègue et ami Barié, médecin de la malade, s'est opposé à la chloroformisation. De mon côté, me souvenant du passé, je n'ai certes pas discuté son veto.

J'ai proposé de recourir à la rachistovaïnisation, et grâce à elle j'ai pu avec succès procéder aux deux opérations en question. Il est donc évident que dans ce cas particulier la rachistovaïnisation nous a rendu grand service.

Jeanne :

I. — Un malade de 73 ans, obèse, artérioscléreux, emphysémateux, urinant peu, déjà atteint à plusieurs reprises d'insuffisance cardiaque, toussant, anhélant, passant des nuits assis sur son lit, est atteint d'ulcérations rebelles et douloureuses du pied, déjà mutilé par une ancienne gelure.

Une amputation médio-tarsienne est nécessaire. De toute évidence, le chloroforme va tuer ce malheureux. Une injection sous-arachnoïdienne de 4 centigrammes de stovaïne permit l'opération, et l'opéré guérit sans autre incident qu'une céphalée de trois à quatre jours.

II. — Un homme de 65 ans est atteint d'une grosse hernie étranglée, il a des râles d'œdème pulmonaire, un souffle d'insuffisance cardiaque, son médecin se refuse à l'anesthésie générale, lui-même l'appréhende; 5 centigrammes de stovaïne en injection intra-arachnoïdienne suffisent à l'intervention à la plus grande satisfaction du patient.

III. — Un homme de 55 ans atteint de fracture du péroné compliquée et infectée est vu par moi environ une semaine après l'accident, en état de septicémie légère. Une large résection tibio-tarsienne est faite sous chloroforme; dès le lendemain, malgré un copieux drainage, le pouls est à 116, la face est jaune terreux, le malade est pris de diarrhée jaunâtre, de délire, et cet état dure plusieurs jours. Quinze jours après, l'aggravation de l'état général et la suppuration du foyer obligent à l'amputation de la jambe, à la partie moyenne. Une nouvelle chloroformisation risque d'être fatale, l'opération est faite sous rachistovaïnisation admirablement supportée sans aucune suite.

IV. — Un jeune homme alcoolique, âgé de 20 ans, a une fracture compliquée et infectée de la malléole externe. Sous rachistovaïnisation, un large drainage du foyer, avec résection du fragment inférieur, est pratiqué, la fracture est réduite, une heure après le blessé s'alimente tranquillement.

Au bout de quatre jours la suppuration devenant fétide, la température s'élevait un peu, malgré l'apparence satisfaisante du blessé. Je pratique la résection de l'astragale sous chloroforme. Cette fois, éclate un ictère grave qui met le patient dans un tel état qu'on le regarde comme perdu pendant cinq jours ictère généralisé, facies creux et terreux, subdélire et prostration, urines rares, acajou, diarrhée fétide. Tout est sujet d'alarme, il ne se tire que péniblement de ce lamentable état.

Personnelle. — Énorme femme alcoolique, âgée de 55 ans, grosse hernie ombilicale non étranglée. Novocaïne 8 centigrammes. Anesthésie parfaite pendant une heure qui est occupée après les préparatifs à détacher les adhérences de l'intestin avec le sac et l'épiploon. Pour refermer le large orifice que présente la paroi, chloroforme. Agitation, sommeil difficile à obtenir. Fermeture rapide. La malade a eu du chloroforme environ pendant vingt minutes. Elle a présenté ensuite les signes d'une intoxication chloroformique assez intense et un ictère franc. Réunion par première intention.

La longueur d'une opération peut constituer une indication relative à l'anesthésie lombaire quand on peut supposer que le malade supportera mal une narcose prolongée. Si, pour finir l'opération, on est obligé d'endormir le malade pendant quinze ou vingt minutes, cette courte anesthésie lombaire peut causer bien moins de risques qu'un sommeil d'une heure et demie.

Une autre indication peut être tirée de la nécessité d'anesthésier deux fois un malade à quelques jours d'intervalle (opération en deux ou trois temps sur l'intestin, contre des varices très étendues aux deux jambes, etc.) On sait le danger des chloroformisations répétées.

Au contraire la rachianesthésie peut se répéter sans danger. On pourra aussi employer successivement les deux modes d'anesthésie.

Indications spéciales

Opérations sur l'anus et le rectum. — Les avantages sont :

Facilité et innocuité de la dilatation ;

Dose d'anesthésique minima et inoffensive ;

Très souvent, surtout en cas d'hémorroïdes, il s'agit d'hommes déjà âgés, bronchitiques ou albuminuriques chez qui l'anesthésie lombaire est plus indiquée que la chloroformisation.

En cas de cancer anal ou rectal, une longue opération peut être faite en totalité ou en partie sous anesthésie lombaire, ce qui supprime ou raccourcit la narcose chez un sujet mal en état de la supporter.

Opération sur les membres inférieurs. — Nous avons vu que les fractures simples ou compliquées, les luxations, les redressements étaient parmi les meilleures indications de l'anesthésie lombaire.

De même, les phlegmons du pied, les phlegmons diffus de la jambe.

Rappelons ici les *opérations longues* comme l'extir-

pation totale de saphènes ou les opérations de plasti-
que osseuse.

Opérations sur les organes génitaux de l'homme. —
La nécessité d'obtenir une anesthésie haute pour pouvoir manipuler le cordon ou décoller la vaginale sans
douleur fait que l'anesthésie lombaire n'est pas particulièrement indiquée ici ; sauf si on craint d'avoir à sacri-
fier un testicule et que le malade n'y soit pas décidé
avant l'opération.

Hernies. — Dans toutes les petites hernies des sujets
jeunes, sans tares, l'anesthésie lombaire n'est pas particulièrement indiquée. La nécessité d'obtenir une anesthésie haute avec une dose assez forte, la fréquence
relative des anesthésies médiocres ou mauvaises, et
d'autre part la brièveté de l'opération font que l'anesthésie générale est aussi sûre et plus commode.

Beaucoup de chirurgiens n'aiment pas opérer des
hernieux âgés de 50 à 55 ans, car à cet âge on a parfois
des accidents d'intoxication chloroformique tardive,
d'autant plus que souvent ces hernies sont grosses et
adhérentes. Il y a là une indication certaine à l'anesthésie lombaire.

Dans les hernies étranglées, l'anesthésie lombaire est
commode parce qu'elle dispense de se procurer un chloroformisateur, et parce qu'on sait que ces malades supportent mal la narcose.

Mais ils supportent aussi mal l'anesthésie lombaire,
nous y reviendrons aux contre-indications.

Nous avons vu plus haut quels services l'anesthésie
lombaire peut rendre dans la hernie ombilicale non
étranglée.

Dans la chirurgie de l'estomac, de l'intestin, des voies

biliaires, l'anesthésie lombaire peut rendre des services :
il s'agit de malades inanitiés ou intoxiqués, chez qui
tous les anesthésiques sont dangereux : le chloroforme
plus que tout autre, l'éther moins. L'anesthésie lombaire doit remonter très haut, ce qui est un danger.
En injectant de fortes doses de sérum additionné de
caféine ou de strychnine avant et pendant l'opération,
en injectant peu d'anesthésique, avec une dilution suffisante, on pourrait obtenir de bons résultats, cependant.
L'emploi du coussin de Mayo risquerait de causer des
douleurs dorsales, et d'avoir la même action fâcheuse
par la position de Trendelenburg.

Chirurgie urinaire.— Dès son apparition, la rachianesthésie a été appliquée avec succès à la chirurgie urinaire (Bier, Tuffier). Elle l'a toujours été depuis et l'est
encore.

Pour les opérations sur les reins, elle peut être indiquée malgré le siège élevé de ces organes, quand ils
sont altérés tous les deux, par exemple dans les pyélo-
tomies ou néphrotomies pour lithiase bilatérale. De
même dans l'anurie calculeuse.

Dans les opérations sur la vessie fermée, l'anesthésie
lombaire trouve des indications très précises (Albarran
et Erzbischoff, Mariaches, Sourdille et son élève Miroux).
Alors que la chloroformisation, qui ne peut qu'atténuer
certains réflexes sans les supprimer tout à fait, doit être
poussée très loin pour permettre à la vessie de tolérer
le jeu des instruments, et souvent ne permet pas d'augmenter la capacité d'une vessie contracturée, l'anesthésie lombaire à doses faibles et inoffensives (3 à 4 cgr.)
le permet.

Parmi ces opérations citons la cystoscopie suivie ou

non du cathétérisme de l'uretère, qui peut être assez utile pour justifier une anesthésie dans un cas difficile (Sourdille).

La vessie peut être saine et le malade névropathe. Sourdille cite trois observations où l'anesthésie rachidienne lui permit de faire la cystoscopie.

La vessie peut être malade, atteinte de cystite simple ou tuberculeuse, récente. Cette vessie n'est pas très sclérosée, sa capacité est à la rigueur suffisante (supérieure à 90 cc); mais elle se contracte et ne supporte aucun contact. Avec 3 centigrammes de stovaïne on rend la cystoscopie facile.

Si dans les mêmes conditions la capacité est un peu inférieure à 90, avec une vessie très intolérante la même dose d'anesthésique permet de laver la vessie, de la dilater tout doucement et d'atteindre une capacité suffisante.

Si la capacité est très faible, ou si les lésions sont anciennes, il ne faudra jamais profiter de l'anesthésie pour essayer de dilater la vessie car on s'exposerait à produire une hémorragie ou même une rupture. Toutes ces considérations s'appliquent à la lithotritie qui est rendue très facile par l'anesthésie lombaire (Albarran, Pauchet). Heresco et Strominger, tout en reconnaissant les avantages de la méthode, retirent une impression désagréable des incidents.

La taille hypogastrique suivie d'ablation de calculs, ou d'une tumeur, ou de prostatectomie, peut bénéficier de l'anesthésie lombaire, dans la mesure où les malades pourraient souffrir de l'anesthésie générale. Or ces malades sont généralement âgés, ont des viscères et surtout des reins altérés et réunissent les indications générales de l'anesthésie rachidienne.

La prostatectomie en particulier constitue une bonne indication de l'anesthésie lombaire ; aux raisons tirées des contre-indications de l'anesthésie générale s'ajoute ce fait signalé par plusieurs auteurs, en particulier Albarran, Michon, que l'hémorragie consécutive est à peu près nulle. La dose à injecter est faible (stovaïne, tropacocaïne 4 centigrammes, novocaïne 6 cgr.). Enfin l'anesthésie lombaire peut être, indiquée dans quelques opérations sur l'urètre, telles, que l'urétrectomie externe ou l'urétrotomie qui peuvent être longues chez des sujets en puissance d'infection urinaire, dont les reins peuvent être infectés, et ici encore la dose d'anesthésique à injecter sera minime (tropacocaïne, stovaïne, 3 à 4 cgr., novocaïne 6 cgr.).

Par contre, l'urétrotomie interne ne mérite pas une anesthésie lombaire ; l'abcès urineux s'ouvre au chlorure d'éthyle ; généralement l'infiltration d'urine bénéficierait de l'anesthésie lombaire si la crainte d'infecter les méninges en passant à travers une peau souvent souillée et un tissu cellulaire suspect ne faisait préférer un autre mode d'anesthésie.

Gynécologie. — Les partisans de l'anesthésie lombaire, qui la trouvent absolument inoffensive ne craignent pas de l'employer pour un examen gynécologique difficile, pour une petite intervention sur la vulve, pour le curettage et les petites opérations sur le col.

Or dans la plupart de ces cas l'anesthésie est inutile, ou l'anesthésie locale suffit. Si une anesthésie complète est nécessaire, l'éther ou le chloroforme manié avec prudence ne sera pas dangereux. Mais il peut arriver qu'un médecin isolé ait à faire un curettage d'urgence, ou un curage digital, chez une femme qui refuse absolument d'être opérée sans anesthésie. Avec une dose minima d'anesthésique il obtiendra une insensibilisation parfaite et pratiquement inoffensive. La colpo-périnéorraphie combinée avec l'hystéropexie et une amputation quelconque du col constitue une opération très longue nécessitant beaucoup de chloroforme. On voit souvent des malades surtout âgées présenter des suites opératoires fâcheuses, qui suivent les longues anesthésies, vomissement, abattement, subictère dont elles ne se remettent qu'en quelques jours.

Ici encore une faible dose d'anesthésique lombaire pourrait leur éviter tout ou partie de la narcose et sans danger.

L'hystérectomie vaginale prête aux mêmes considérations. Cette opération qui peut être d'urgence, qui est quelquefois la seule possible contre une suppuration pelvienne qui ne refroidit pas, et qui voit aujourd'hui son domaine s'agrandir avec les nouvelles méthodes d'opérations élargies, abdomino-vaginales, et de colpohystérectomie totale, peut dans certains cas voir son pronostic amélioré par l'anesthésie lombaire.

Laparotomie gynécologique. — Un des points les plus curieux de l'histoire de la rachianesthésie, est la faveur dont elle jouit en ce moment près des gynécologues allemands. A la suite des discussions de 1898 à la Société de Chirurgie de Paris et du Congrès de Bruxelles, beaucoup de chirurgiens se sont demandé s'il était permis d'employer l'anesthésie lombaire. Les uns ont répondu par la négative, les autres ont consenti à reconnaître quelques indications exceptionnelles, sans d'ailleurs préciser quelles elles étaient. En Allemagne l'appel de Rehn demandant des recherches et des documents nouveaux a été entendu.

De tous côtés on s'est mis à faire des séries bien étudiées de rachianesthésies, pour essayer de mettre au point cette question ; et de ces travaux est sortie cette conclusion acceptée par beaucoup que l'hystérectomie abdominale était une des meilleures indications de l'anesthésie lombaire.

En France, à part M. Chaput qui depuis longtemps fait des laparotomies sous anesthésie lombaire, cet exemple n'a été suivi avec conviction que par Polosson qui a publié le résultat de ses expériences au Congrès de Toulouse et dans les travaux de ses élèves : Ducret, Violet et Fisker.

Bumm est un grand partisan de l'anesthésie lombaire.

Il donne la veille du véronal, 50 centigrammes. Le matin, une heure avant l'opération, scopolamine-morphine. Il fait la ponction en position assise.

Retire 1 centimètre cube de liquide.

Injecte 8 à 9 centigrammes de tropococaïne.

N'emploie pas la position de Trendelenburg.

L'anesthésie dure de cinquante minutes à une heure et quart.

Sur une grande série d'anesthésies avec une aussi forte dose de tropacocaïne, il a eu tous les accidents habituels, en particulier de nombreuses céphalées post-opératoires et 2 cas de paralysies oculaires ; mais cela ne l'empêche pas de rester fidèle à la méthode.

Gross injecte 10 à 15 centigrammes de novocaïne

additionnée d'adrénaline, et a fait ainsi 450 laparotomies et 165 opérations vaginales.

Zahradnicky emploie avec le plus grand succès la
novocaïne pure dans 226 cas de laparotomie.

Hollander emploie la novocaine-adrénaline. Holzbach
termine son travail en disant : «Il est clair que l'anes-
« thésie intrarachidienne dans son état actuel est loin
« d'être la forme idéale de la suppression de la douleur,
« mais nos recherches démontrent qu'exécutée soigneu-
« sement c'est un procédé précieux et à un tel point
« supérieur à la narcose par inhalation que nous accep-
« tons volontiers tous ses défauts. »

Nous empruntons à *Violet et Fisher* leur liste des
avantages de l'anesthésie lombaire en gynécologie :

1° Suppression des phases d'appréhension et d'excitation au début de l'anesthésie par inhalation ;

2° La résolution musculaire parfaite ;

3° L'absence de pression abdominale ;

4° La suppression des vomissements pendant et après
l'opération ;

5° La diminution du shock ;

6° La suppression de l'action irritante des anesthésiques généraux sur les bronches ;

7° La possibilité de donner plus rapidement aux malades boisson et alimentation ;

8° Hollander insiste sur le rapide rétablissement des
fonctions intestinales ;

9° Holzbach sur la possibilité de faire lever les opérés
le lendemain de l'opération, ce qu'il considère comme
un grand avantage.

Critique. — Si nous examinons l'un après l'autre tous
ces avantages, nous voyons que :

1° L'angoisse du début de l'anesthésie générale peut être supprimée par la scopolamine-morphine ou simplement par de la douceur et du doigté de la part de l'anesthésiste. L'argument n'a de valeur que contre la méthode qui consiste à étouffer les malades avec un masque chargé d'éther.

2° La résolution musculaire, l'absence de poussée abdominale, l'absence de vomissement pendant l'opération, sont réalisées à coup sûr par une bonne anesthésie générale. Au contraire l'anesthésie lombaire donne des échecs assez fréquents.

Gross : 450 laparotomies.

43 anesthésies incomplètes.

19 anesthésies nulles.

Zahradnicky : 226 laparotomies.

14 anesthésies incomplètes.

En pareil cas que se passe-t-il ?

Quand on veut opérer, la malade sent tout ce qu'on lui fait, et même plus, car elle a peur. On attend que l'anesthésie veuille bien venir et on se décide enfin à donner du chloroforme ou de l'éther. Temps perdu, énervement, confusion. Si l'anesthésie n'est que médiocre, la malade gémit et pousse. Quand on tire sur une adhérence ou qu'on éponge le Douglas elle crie ; pendant ce temps l'intestin recouvre les compresses de protection, l'opérée s'énerve, demande si c'est bientôt fini, veut être endormie ; le chirurgien lui répond et l'exhorte à la patience.

« J'ai dû dans cinq cas terminer des laparotomies par « l'anesthésie générale parce que les malades se con- « tractaient d'une manière permanente et rendaient « impossible la rentrée des intestins. » (Chaput.)

Il est très fréquent qu'avec une forte dose d'anesthésique et surtout en position de Trendelenburg, l'opérée ait quelques nausées suivies d'un vomissement en général unique. Avec l'anesthésie générale, le vomissement est rare.

Le danger de la position de Trendelenburg, la nécessité de la supprimer (Bumm) ou de la retarder en la laissant peu accentuée est un inconvénient énorme de la méthode.

Le seul argument qu'on puisse donner en faveur de l'anesthésie lombaire en gynécologie est la simplicité des suites opératoires, la suppression des vomissements et de la période d'épuisement qui suit toute grande opération.

Notons pourtant que la céphalée assez fréquente assombrit un peu les suites opératoires ; quant au lever précoce c'est une erreur d'en faire un avantage de la rachianesthésie puisqu'elle l'empêche plus que la chloroformisation et qu'il est une cause importante des accidents nerveux secondaires.

Il suffit de comparer l'état de deux malades hystérectomisées : l'une sous chloroformisation et l'autre sous anesthésie lombaire pour être convaincu que les opérées qui ont été endormies ne souffrent que d'un empoisonnement chloroformique plus ou moins grave. Les malades suffisamment jeunes, pas trop infectées, dont l'opération a été courte et régulière guérissent très bien, d'autres dans les conditions contraires succombent.

Il est donc des cas où la nécessité d'éviter à la malade le danger d'une anesthésie prolongée prime toutes les considérations de commodité et d'élégance, et même de correction opératoire. Ce sont les cas de cancer de l'utérus. Tous les auteurs sont d'accord sur ce point : « la mortalité des hystérectomies totales pour cancer est tombée dans les statistiqués de plusieurs chirurgiens de 18 à 10 °/₀ » (Mackenroth).

En cas d'opération combinée à premier temps vaginal, rien n'est plus simple que de faire la première partie sous anesthésie lombaire, avec une dose faible, et la partie abdominale sous chloroforme ou éther. Cette méthode mixte est très employée par les chirurgiens qui craignent les fortes doses d'anesthésique.

Anesthésie lombaire et obstétrique. — La rachianesthésie a été appliquée à l'obstétrique dès son apparition (Bumm et Kreis, Doléris et Malartic, Max, de New-York 1900 ; Porak, 1901, puis Doléris et Chartier, Trautenroth, Dupaigne).

Action de la stovaïne. — Dose 3 centigrammes :

Anesthésie de la zone génitale y compris l'utérus en cinq minutes ; les contractions sont d'abord senties comme non douloureuses, puis ne sont plus senties ; renforcement des contractions ; « elles sont indolores, inconscientes, énergiques, longues, fréquentes ».

Durée : une demi-heure à une heure.

Paralysie des muscles du périnée et de la paroi abdominale, le périnée ne résiste plus, la paroi abdominale ne peut plus servir à pousser.

Pendant la grossesse. — Le pouvoir ocytocique de la stovaïne pourrait déterminer un accouchement prématuré, cependant plusieurs auteurs ont employé sans inconvénient chez la femme enceinte ce mode d'anesthésie.

Pendant l'accouchement normal. — L'anesthésie est trop courte pour supprimer les douleurs du travail. La paralysie des muscles abdominaux gêne les efforts d'expulsion. La rachianesthésie ne trouve ici aucune indication.

Pour les opérations obstétricales, les indications sont les mêmes que pour toute autre chirurgie :

Ici l'urgence est fréquente, on manque souvent d'aides et l'anesthésie lombaire peut rendre de grands services en cas d'application de forceps, de césarienne vaginale, de périnéotomie, de symphyséotomie, malgré les difficultés que présente la ponction.

L'excitation des contractions utérines contre-indique cette anesthésie dans la version.

Après l'extraction de l'enfant les contractions utérines continuent fortes et fréquentes, la délivrance se fait bien, il n'y a pas d'inertie utérine, l'hémorragie est réduite au minimum.

CHAPITRE VII

Contre-indications

La plupart des auteurs disent : l'anesthésie lombaire doit être réservée aux cas où l'anesthésie générale est contre-indiquée. Cette notion est la cause de presque toutes les morts par rachianesthésie.

La longue liste de cas mortels que nous avons donnée plus haut prouve une chose et une seule : c'est que dans ces cas il y a eu erreur de posologie, de technique et de choix des malades. Cette liste des cas de morts ne doit pas servir à jeter le discrédit sur la méthode en elle-même, mais à édifier le chapitre des contre-indications.

Tant que celui-ci ne sera pas suffisamment connu, chaque opérateur obligé de faire lui-même son expérience répétera les erreurs de ses devanciers, injectera de fortes doses de stovaïne à des malades moribonds et les laissera sur la table.

Les contre-indications sont les mêmes pour toutes les substances anesthésiques, mais à des degrés divers : la stovaïne est la plus dangereuse de ces substances, la tropacocaïne l'est moins, la novocaïne moins encore. Mais comme dans l'ensemble l'action de ces substances est la même, il n'y a là qu'une question de degré. On saura seulement que dans les mauvais cas, si on veut tout de même employer l'anesthésie lombaire, il vaudra mieux injecter de la novocaïne.

Une autre considération importante développée plus haut c'est que dans un de ces mauvais cas, où le malade paraît ne pouvoir supporter aucune anesthésie (l'analgésie locale étant supposée impossible), on diminuera beaucoup le danger de l'anesthésie lombaire, en préparant le malade avec une grande quantité de sérum, de la strychnine, et on pourra combattre les accidents par les mêmes moyens. Ainsi soutenu un malade pourra supporter une anesthésie lombaire, alors qu'il n'aurait pas supporté une anesthésie générale.

Age. — Théoriquement il n'y a pas de limite d'âge inférieure. Jonnesco emploie la stovaïne lombaire à partir de 1 an à la dose de 1 centigramme. Gray a publié une statistique de 200 cas chez le nourrisson et l'enfant. Les résultats sont satisfaisants.

On peut objecter à cette pratique que :

Le système nerveux des enfants est très sensible aux poisons, et réagit violemment ;

Que ses réactions peuvent laisser des traces et influer sur le développement du sujet ;

Que l'anesthésie générale est très bien supportée par eux ;

Que les enfants de 4 à 15 ans n'ont pas la raison et le calme nécessaires pour supporter la piqûre et l'appareil extérieur de l'opération.

Nous ne savons pas ce que valent en réalité ces raisons, *a priori*, mais elles nous paraissent suffisantes pour justifier la conduite des chirurgiens qui s'abstiennent d'anesthésie lombaire chez les jeunes gens.

Ceux qui emploient systématiquement cette anesthésie dans tous les cas y soumettent leurs opérés qui ont plus de 12 à 17 ans ; ceux qui ne l'emploient que dans les cas où elle est particulièrement indiquée n'auront presque jamais l'occasion de s'en servir à cet âge.

On dit quelquefois que la fréquence des insuccès, des céphalées, des paralysies, est plus grande chez les jeunes gens, et que les résultats de la méthode sont meilleurs chez les adultes, c'est en effet l'impression qui se dégage de notre expérience. Il y a là-dessus des statistiques soignées et ordonnées en tableaux synoptiques de Strauss, Michelson, etc., il n'en ressort aucune notion certaine à ce point de vue.

L'âge avancé n'est généralement pas considéré comme une contre-indication. Il suffit pourtant de jeter les yeux sur le tableau des décès pour constater que sur 24 cas où l'âge est indiqué nous en trouvons 14 où les malades avaient plus de 60 ans, et 10 où ils avaient plus de 70 ans.

D'ailleurs nous connaissons la fragilité du bulbe et du cœur du vieillard, surtout malades, et l'impossibilité où ils sont de s'adapter à des conditions de travail nouvelles : l'âge avancé renforce les contre-indications que crée d'autre part la maladie.

Contre-indications créées par la maladie pour laquelle on opère. — Ce sont toutes celles qui abaissent la tension sanguine et diminuent la résistance nerveuse.

L'inanition qui nous paraît être le gros obstacle à l'emploi de l'anesthésie lombaire dans les opérations pour sténose du pylore.

L'hémorragie, comme le montrent les cas de Mackenrodt (inondation péritonéale), de Kader (hémorragie gastrique), de Michelson (pour homme de 22 ans, hémorragie importante au cours d'une opération).

Le shock traumatique, récent (cas personnel de collapsus inquiétant après broiement de jambe, 75 ans).

Les états toxi-infectieux. — Ici se place en première ligne la hernie étranglée qui aux yeux de certains chirurgiens est une des rares indications de l'anesthésie lombaire.

Sur 37 cas de mort nous en trouvons 10 où il s'agissait de hernie étranglée, ombilicale, inguinale ou crurale.

L'anesthésie lombaire est d'autant plus contre-indiquée que l'étranglement est plus ancien et le malade plus âgé.

Il est certain que la rachianesthésie rend quelquefois de précieux services surtout dans la hernie ombilicale étranglée, où le chloroforme est si dangereux, et l'anesthésie locale si difficile. Mais les alertes auxquelles nous avons assisté dans des cas qui paraissaient tout à fait favorables avec des doses faibles d'anesthésique (novocaïne, 1 cas, stovaïne 1 cas) nous amènent à cette conclusion que toutes les hernies étranglées doivent être opérées à l'anesthésie locale, sauf quelques cas de grosse hernie surtout ombilicale, étranglée depuis quelques heures seulement, avec un état général et une tension sanguine excellents.

Les mêmes considérations, exactement, s'appliquent à l'occlusion intestinale et aux péritonites généralisées.

Il est vrai que dans la plupart des cas mortels les doses injectées étaient excessives et que les malades n'avaient pas été préparés par l'injection de sérum et de caféine ou strychnine indispensable.

Deetz, 72 ans, péritonite aiguë. Stovaïne, 7 centigrammes ; adrénaline. Collapsus sept minutes après l'injection.

Millward, 50 ans, occlusion intestinale huit jours. Stovaïne, 10 centigrammes ; strychnine. Collapsus dix minutes après l'injection.

Goldschwend, 66 ans, hernie étranglée, résection. Tropacocaïne, 12 centigrammes. Paralysie respiratoire après trois quarts d'heure.

Hardouin, 59 ans, hernie étranglée, vingt heures bon état. Stovaïne, 7 centigrammes.

Les *épanchements pleuraux* sont une contre-indication à cause de la gêne mécanique qu'ils apportent à la respiration, alors que les muscles respiratoires sont parésiés par l'anesthésique (Chaput, Kader, Munchmeyer).

Les états septicémiques peuvent être considérés comme une contre-indication parce que l'opération peut localiser la septicémie et déterminer une méningite non plus aseptique, mais microbienne (Sonnenburg 3 cas). Certains auteurs vont plus loin et repoussent l'anesthésie lombaire dans toutes les maladies infectieuses : c'est lui retirer quelques-unes de ses bonnes indications comme les suppurations du membre inférieur, par crainte d'une complication très exceptionnelle.

La même réflexion s'applique à l'emploi de l'anesthésie lombaire dans les opérations contre les lésions de la tuberculose chirurgicale ou chez les tuberculeux pulmonaires. Les cas de méningite sont exceptionnels et peuvent aussi bien s'expliquer par l'opération sur un foyer tuberculeux.

L'artériosclérose intense et généralisée doit être considérée comme une contre-indication pour les mêmes raisons que l'âge avancé.

L'hystérie et les états névropathiques commandent d'éviter l'anesthésie lombaire : d'abord parce que chez ces malades l'anesthésie est souvent médiocre, ensuite parce qu'ils peuvent présenter une paralysie hystérique (Chaput Schwartz) et même ils paraissent prédisposés aux complications nerveuses secondaires.

La fréquence antérieure des céphalées est aussi pour certains auteurs une contre-indication.

Enfin les *maladies organiques du système nerveux*, surtout le *tabes*, le simple signe d'Argyll-Robertson et même la notion de *syphilis* antérieure, doivent faire éviter l'anesthésie lombaire. D'une part, l'injection irritante pourrait aggraver cet état, ou le révéler ; d'autre part, un tabes apparaissant quelques mois après une rachianesthésie pourrait bien être rapportée à celle-ci, par le malade, ou son entourage, ou son médecin.

CONCLUSIONS

Les efforts incessants des chirurgiens pour perfectionner la narcose par inhalation au moyen de mélanges ou d'appareils montrent qu'elle est loin d'être inoffensive.

Il est impossible de se mettre sûrement à l'abri des accidents immédiats et des alertes si fréquentes. De nombreuses recherches anatomo-cliniques et expérimentales ont montré l'importance fondamentale de l'intoxication chloroformique dans la morbidité et la mortalité post-opératoires. Le champ de l'anesthésie locale s'est beaucoup étendu grâce aux nouvelles substances et aux nouveaux procédés. Mais les inconvénients inséparables de cette méthode limitent son extension.

L'anesthésie lombaire nous apparaît comme une méthode intermédiaire.

Certains chirurgiens pensent qu'elle est beaucoup moins dangereuse que l'anesthésie générale, la substituent à celle-ci dans tous les cas où elle est possible et étendent au maximum le champ de ses indications.

D'autres frappés des dangers immédiats et secondaires qu'elle présente la réservent à des cas exceptionnels où l'anesthésie générale est contre-indiquée.

Nous nous sommes donné pour but de rechercher

quelle est exactement la valeur de l'anesthésie lombaire, quels sont ses dangers, si on peut les éviter, si elle doit être conservée dans la pratique chirurgicale. Si oui, quelles sont ses indications et contre-indications ?

La physiologie nous montre qu'il s'agit d'une anesthésie segmentaire par interruption de la conductibité dans plusieurs racines rachidiennes.

L'extension de l'anesthésique le long du névraxe est régie par quatre facteurs principaux :

Densité de la solution injectée ;

Diffusion de la substtance dissoute ;

Courant du liquide céphalo-rachidien ;

Transport en masse du liquide.

La résorption commence tard et se fait lentement d'où contact prolongé de l'anesthésique et de la moelle.

Mais les conditions physiologiques réelles de la rachianalgésie chez l'homme sont trop différentes de celles des expériences *in vitro* et sur l'animal pour que cette physiologie rende de réels services La méthode est encore purement empirique.

Tous les auteurs sont d'accord pour affirmer la nécessité d'une bonne technique, seul moyen d'éviter les accidents. Mais chacun a la sienne qui diffère de celles des autres.

Les substances actuellement injectées sont la stovaïne, la tropococaïne, la novocaïne. La première est de plus en plus abandonnée au profit des deux autres moins irritantes et moins paralysantes. La novocaïne est moins anesthésique.

3° Les doses employées sont généralement trop fortes.

Il faut avoir le souci constant d'employer dans chaque cas la dose minima et ne jamais dépasser la dose maxima qui est : stovaïne 5 centigrammes, tropacocaïne 6 centigrammes, novocaïne 8 centigrammes.

Toutes les additions de substances adjuvantes ou correctives sont à repousser.

La meilleure technique est la plus simple, c'est celle qu'a réglée M. Tuffier.

L'analgésie apparaît après cinq à dix minutes, remonte en moyenne à l'ombilic, est absolue pour la douleur et la chaleur, et dure de trois quarts d'heure à une heure et quart.

Les échecs sont assez fréquents, échecs de ponction ou d'anesthésie, ceux-ci sont complets ou incomplets, dus à l'opérateur, à la substance ou au malade.

Les accidents immédiats appartiennent tous à la même série, pâleur, sueur, vertige, nausée, vomissement, gêne respiratoire, paralysie respiratoire, collapsus cardiaque, mort.

Les accidents secondaires sont :

Réactionnels : céphalée, rachialgie, hyperthermie, méningite aseptique ;

Paralytiques : paralysies sphinctériennes, des membres, oculaires.

Les accidents immédiats sont dus à l'action de l'anesthésique sur les racines bulbaires.

On les prévient et on les combat :

En injectant la dose minima ;

En évitant la position de Trendelenburg pendant les dix à vingt minutes qui suivent l'injection.

Passé ce temps, elle peut servir à combattre les mêmes accidents en irriguant le bulbe.

En injectant sous la peau du sérum, de la caféine ou de la strychnine. L'injection intra-veineuse de sérum peut être le remède héroïque du collapsus. La respiration artificielle rend aussi de grands services.

Les accidents secondaires sont dus à l'excès de la réaction normale des méninges contre toute substance étrangère et aux lésions cellulaires que cause le contact direct de l'anesthésique avec la moelle (chromatolyse des cellules motrices, dégénérescence des fibres médullaires observées chez l'animal).

La critique des accidents étant faite, et faite la part des fautes de dose, de technique, d'indications, il reste des accidents dont la méthode est seule responsable. Aussi l'anesthésie lombaire ne doit-elle pas être employée à la légère dans les cas où elle n'est pas particulièrement indiquée.

Pour que l'anesthésie lombaire soit indiquée dans un cas déterminé il faut que :

L'anesthésie générale soit contre-indiquée ;

Que l'anesthésie locale soit impossible ;

Que l'opération soit possible avec une faible dose d'anesthésique.

Les principales indications sont :

Les opérations sur l'anus et le périnée ;

Les réductions de fractures et nettoyages de fractures compliquées ;

Certaines opérations sur les voies urinaires, en particulier la lithotritie et la prostatectomie, exceptionnellement une cystoscopie difficile et nécessaire ;

Certaines opérations contre le cancer de l'utérus ;

Certaines opérations obstétricales d'urgence ;

Les opérations sur malades cardiaques, albuminuriques, pulmonaires, hépatiques ;

Les opérations très longues : dans ce cas on peut combiner la rachianesthésie avec la narcose ;

Les opérations en deux temps ;

La suppression d'un aide peut avoir une grande importance en chirurgie d'urgence ou rurale.

La persistance de la conscience de l'opéré peut être un avantage ou un inconvénient suivant les cas.

Les contre-indications sont tirées :

De l'âge, enfance et vieillesse avancée ;

De la maladie : inanition, hémorragie, shock, toxi-infection, hernie étranglée déjà ancienne, occlusion, péritonite ; septicémie, tuberculose (?) ;

D'un état antérieur : artériosclérose intense, hystérie, maladies organiques du système nerveux, syphilis.